吞嚥生理標準化訓練

改良式鋇劑吞嚥障礙量表（MBSImP™）實證評估方法

Bonnie Martin-Harris, Ph.D., CCC-SLP, BCS-S, ASHA Honors ——著

許原豪、林婉臻、許家寧、黃玟萍、顏莉霓、蘇燕玲 ——譯

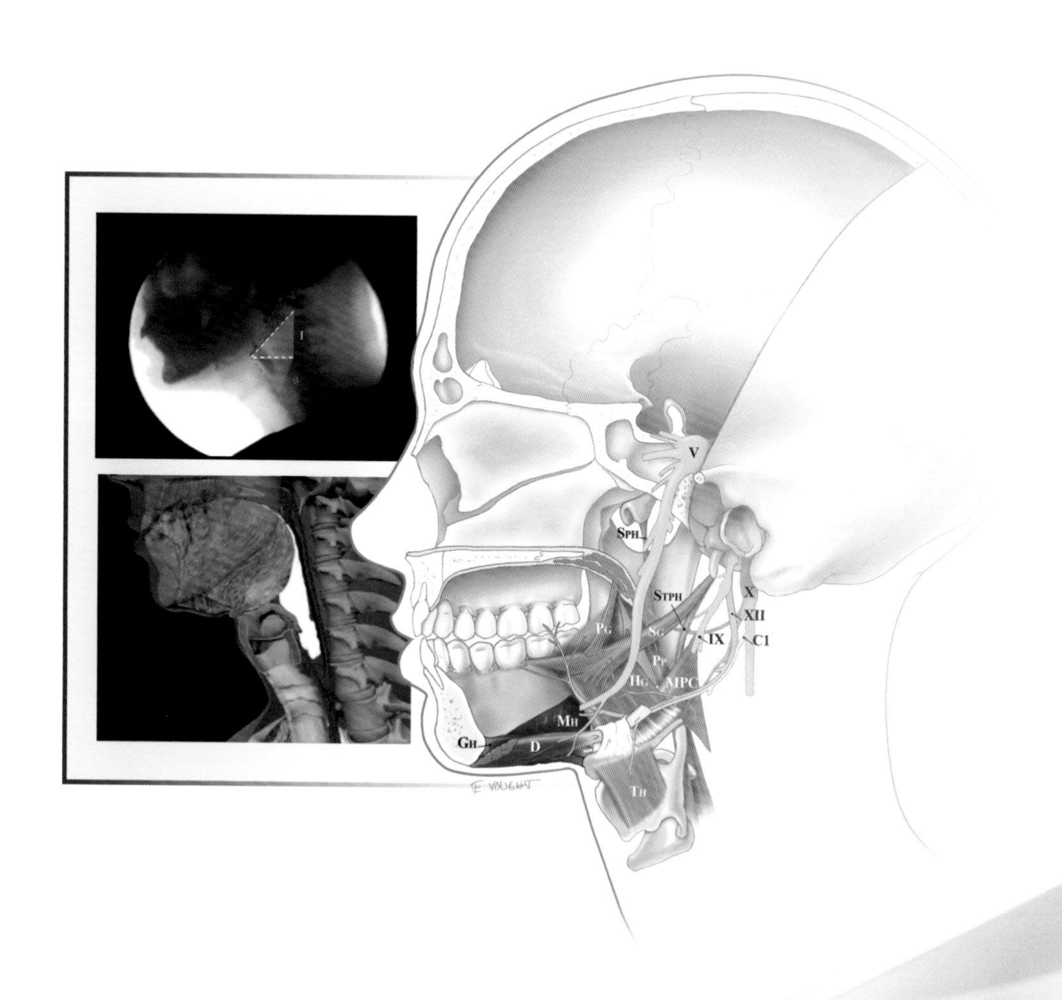

Standardized Training in Swallowing Physiology:

Evidence-Based Assessment Using the Modified Barium Swallow Impairment Profile (MBSImP™) Approach

Bonnie Martin-Harris

Ph.D., CCC-SLP, BCS-S, ASHA Honors

Illustrator: Emma Vought

目次

關於作者

Dr. Martin-Harris 是國際知名的講師、研究者及臨床人員，於美國南卡羅萊納醫學大學（MUSC）耳鼻喉頭頸外科部及健康暨復健科學學系擔任教授，也同時是健康暨復健科學學系博士學程主任、Evelyn Trammell 嗓音暨吞嚥中心主任。Dr. Martin-Harris 亦為美國聽語學會榮譽會員（ASHA Honors），過去曾擔任吞嚥障礙研究學會會長及美國吞嚥暨吞嚥障礙委員會主席。

Bonnie Martin-Harris, Ph.D., CCC-SLP, BCS-S, ASHA Honors

Dr. Martin-Harris 為量化吞嚥障礙，帶領團隊研發改良式鋇劑吞嚥攝影檢查（MBSS）的新工具——改良式鋇劑吞嚥障礙量表（MBSImP），並針對其效度（包含內容效度、建構效度、外在效度）及信度，進行歷時五年的研究與檢驗。研究成果促成了 MBSImP 此評估方法，2008 年發表於 *Dysphagia* 期刊。Dr. Martin-Harris 接續此研究，進一步為 MBSImP 發展標準化的線上臨床訓練課程，並在 2011 年開放臨床人員註冊接受訓練。Dr. Martin-Harris 致力於吞嚥及吞嚥障礙的相關研究，並持續在國際間推動言語－語言病理學標準化及以實證為基礎的實務運用。

欲進一步了解 MBSImP 線上標準化臨床訓練，可參考以下網址：
www.NorthernSpeech.com/MBSImP

誌謝

作者謹向以下對本書鼎助者申致謝忱：

- Kendrea L. Focht, Ph.D., C.Sc.D., CCC-SLP, Department of Otolaryngology-Head and Neck Surgery, Medical University of South Carolina, Charleston, SC. 感謝她在表格內容的研發、手冊的編排以及詳細的校閱。

- William G. Pearson, Jr., Ph.D., Clinical Anatomist, Assistant Professor, Department of Cellular Biology and Anatomy, Medical College of Georgia, Georgia Regents University, Augusta, GA. 感謝他在上呼吸消化道專業的解剖知識。

- Emma Vought, M.S., Medical Illustrator and Animator, Clinical Instructor, Department of Neurosciences, College of Medicine, Medical University of South Carolina, Charleston, SC. 感謝她提供高品質的醫學插圖。

- Kate Humphries, M.S., CCC-SLP, Department of Otolaryngology-Head and Neck Surgery, Medical University of South Carolina, Charleston, SC. 感謝她協助蒐集螢光透視攝影影像及動畫圖。

- Marty Brodsky, Ph.D., Sc.M., CCC-SLP, Assistant Professor, Department of Physical Medicine and Rehabilitation, Johns Hopkins University School of Medicine. 感謝他協助蒐集螢光透視攝影影像及動畫圖。

- David H. McFarland, Ph.D., Professor, School of Speech-Language Pathology and Audiology, Faculty of Medicine, Université de Montréal, Adjunct Professor, School of Communication Sciences and Disorders, Faculty of Medicine, McGill University. 感謝他對於此書內容構思的貢獻。

- Thomas Slominski, Sr., M.A., CCC-SLP、Thomas Slominski, Jr.、John Sandidge, M.A., CCC-SLP 和 Northern Speech Services, Gaylord, MI. 的其他團隊成員。感謝他們在籌備此書及出版相關事務的協助、建議及支持。

- Medical University of South Carolina, Department of Otolaryngology-Head and Neck Surgery and Evelyn Trammell Institute for Voice and Swallowing. 感謝他們對於參與臨床研究病人的照護及支持——我們的頭頸部外科團隊（Dr. Paul Lambert, Chair、Drs. Terry Day、Boyd Gillespie、Josh Hornig、Eric Lentsch 和 Judy Skoner）、喉科團隊和語言治療師們（Drs. Lucinda Halstead 與 Ashli O'Rourke、Heather Bonilha, Ph.D., CCC-SLP 和 Julie Blair, M.A., CCC-SLP, BCS-S），以及讓我們整個計畫有條不紊並落實以病人為中心的 Anita Cheslek。

譯者簡介

- **許原豪（Yuan-Hao Hsu, M.S., SLP）**

  花蓮門諾醫院語言治療師

  MBSImP™ 註冊臨床治療師

  MDTP 吞嚥障礙治療認證

  LSVT LOUD® 認證臨床治療師

  長期照顧醫事人員

  國立臺北護理健康大學聽語障礙科學研究所碩士

  天主教輔仁大學英國語文學系學士

- **林婉臻（Wan-Chen Lin, B.S., SLP）**

  花蓮門諾醫院語言治療師

  長期照顧醫事人員

  中山醫學大學語言治療與聽力學系學士

- **許家寧（Chia-Ning Hsu, M.S., SLP）**

  花蓮門諾醫院語言治療師

  MDTP 吞嚥障礙治療認證

  SPEAK OUT!® 認證

  長期照顧醫事人員

  國立臺北護理健康大學語言治療與聽力學系碩士

  國立臺灣大學心理學系學士

- **黃玟萍（Wen-Ping Huang, B.S., SLP）**

花蓮門諾醫院語言治療師

MBSImP™ 註冊臨床治療師

長期照顧醫事人員

中山醫學大學語言治療與聽力學系學士

- **顏莉霓（Li-Ni Yen, M.S., SLP）**

花蓮門諾醫院語言治療師

MBSImP™ 註冊臨床治療師

長期照顧醫事人員

國立臺北護理健康大學聽語障礙科學研究所碩士

中山醫學大學護理學系學士

- **蘇燕玲（Yen-Ling Su, SLP/AUD）**

花蓮門諾醫院聽語治療組組長／聽語治療師

花蓮門諾醫院長照管理中心照服員訓練課程講師

長期照顧醫事人員

天主教輔仁大學生活應用科學學系學士

推薦序（一）
開啟吞嚥實證本位服務新頁

接到花蓮門諾醫院聽語治療團隊來信，邀請我為他們翻譯的《吞嚥生理標準化訓練：改良式鋇劑吞嚥障礙量表（MBSImP™）實證評估方法》寫推薦序，我滿心歡喜。這個團隊的成員們，近年來努力協助門諾醫院建立螢光透視吞嚥攝影檢查（VFSS）及吞嚥纖維內視鏡檢查（FEES）的標準程序；並以語言治療師角色，為吞嚥障礙個案提供實證本位的評估。最近又積極翻譯此書，讓語言治療師及臨床吞嚥專業人員對標準化程序能有初步概念，以與國際接軌。門諾醫院聽語團隊是一群年輕優秀的語言治療師組成，具專業能力、服務熱忱以及前瞻性視野。為了建立吞嚥儀器評估程序，團隊成員參加本書作者 Dr. Bonnie Martin-Harris 研發的 MBSImP 標準化臨床訓練課程，並成為 MBSImP ™ 註冊臨床治療師。在資源相對稀少的花蓮門諾醫院完成此重要工作，難能可貴，為臺灣吞嚥專業發展樹立優良的典範。

本書作者 Dr. Bonnie Martin-Harris 是國際著名的吞嚥障礙學者。於 1991 年獲得美國西北大學溝通障礙科學博士學位，從事吞嚥教學及研究工作超過 25 年，發表 82 篇吞嚥相關論文於重要學術期刊，是第一位建立螢光透視吞嚥攝影檢查標準化方法評量吞嚥障礙（改良式鋇劑吞嚥障礙量表，MBSImP）之學者。此方法已使用在美國、加拿大，以及其他 13 個國家的臨床服務。

螢光透視吞嚥攝影檢查長久以來被視為吞嚥障礙的臨床評估黃金方法。對於吞嚥障礙的原因、嚴重度，以及誤吸及殘留等徵候，大多依據主觀判斷。由於判斷者訓練背景不同，標準也互異，極易造成同樣的障礙有不同的判讀結果，而擬訂不同的介入策略，影響治療的精確度。此外，判斷者本身在重複判讀的標準不一致也會影響判讀結果，造成前後比較的差異，影響對治療成效的解釋。Dr. Martin-Harris 發展的 MBSImP 以吞嚥生理機轉為基礎，明確地以 17 個生理面向，量化吞嚥障礙特性及嚴重度，以提供個案個別化的吞嚥介入方案。此系統更提供了標準化的訓練課程，包括執行步驟、判讀與評分、報告呈現方式等。在受過訓練的專業人員執行下，解決了主觀判斷的不一致性問題，提高吞嚥介入的精準度，並促成專業間討論，提升吞嚥照護品質。

我鼓勵語言治療師及臨床吞嚥專業人員能閱讀此書並參加 MBSImP 標準化臨床訓練課程，以增進吞嚥服務之精確度及成效。

最後要感謝花蓮門諾醫院聽語治療團隊對此書的貢獻。它帶來的影響將深遠長久。

盛華

亞洲大學醫學暨健康學院副院長、

聽力暨語言治療學系講座教授兼系主任

推薦序（二）
建立吞嚥照護的實證基礎

很高興接獲花蓮門諾醫院聽語治療團隊的邀請，為他們所翻譯的《吞嚥生理標準化訓練：改良式鋇劑吞嚥障礙量表（MBSImP™）實證評估方法》一書撰寫推薦序。

吞嚥是我們人的一生中非常重要的事情，吃得好、吞得安全，才能有健康的身體和良好的生活品質。若是因為疾病或是老化，讓我們的吞嚥功能出了問題，此時便需要專業的吞嚥照護。吞嚥照護的源頭，應是正確地評估吞嚥生理功能，有了正確的吞嚥評估結果，才能發展出方向正確的吞嚥照護方案。

這本書的重點即是在介紹吞嚥生理功能的量化評估方法，可解決臨床評估所需，同時於實證也有所依據。這本書非常適合學生研讀，內容回歸吞嚥生理的根本，有許多簡單易懂的例子及神經肌肉解剖圖，並且針對我們吞嚥時三個重要的階段，從口腔期、咽部期到食道期，都做了仔細、清楚的說明。書中另一項特色為吞嚥攝影的影像及對照的 3D 重建模擬圖，讓我們能夠深入理解吞嚥攝影影像及整個吞嚥的動態過程。

總的來說，這是一本值得推薦給臨床人員及學生的書籍，回歸吞嚥生理的源頭，從實證角度來進行吞嚥評估，並依此設計吞嚥照護方案，瞄準吞嚥障礙背後真正的原因及機轉，進而提供安全且有效的吞嚥治療照護。

童寶娟

國立臺北護理健康大學語言治療與聽力學系副教授兼系主任

推薦序（三）
邁向專業的里程碑

布朗德士（Brandeis）在 1933 年對專業概念的描述如下：專業是一個正式的職業，為了從事這一職業，必要的職前訓練是以智慧為特質，涵括知識和學問。它們不同於純粹的技能，專業主要供從業者從事於為他人服務，而不是單純的謀生工具，因此，從業者獲得經濟回報不是衡量他職業成功的主要標準。

布朗德士強調了三個方面的內容：首先，專業應該是正式的全職的職業；其次，專業應該擁有深奧的知識和技能，而這些知識和技能可以通過教育和訓練來獲得；第三，專業應該向公眾提供高品質的、無私的服務 。

弗雷德遜（Freidson）在 1994 年對於專業概念存在著兩種不同的理解。第一種將專業看成一個較為廣泛、具有一定威信的職業群體，群體成員都接受過某種形式的高等教育，成員身分的確定主要根據學歷，而不是他們專有的職業技能；第二種將專業界定為一個特定的職業群落，這一群落中各個個體都有特定的或類同的制度（institutional）和意識形態（ideological）屬性。

智慧（知識）、制度（流程）、服務（診療）可說是專業三元素，缺一不可。制度最重要的就是標準化，這也說明標準化訓練在專業中的重要性。特別在醫療專業中，服務的對象是病人，落實以病人為中心的全人照顧，提供實證科學導向、標準化的服務，更是每一位醫療專業人員的中心思想。

俗話說：「能吃就是福」，吞嚥是基本的人權，也是最美好的享受。吞嚥評估是處理吞嚥障礙最重要的一步，正確的診斷才能有正確的治療，所以吞嚥評估需要具備吞嚥生理機制專業知識，由熟悉吞嚥評估流程且訓練有素的臨床人員來執行。在世界各地多由醫師及語言治療師來進行，在臺灣的《語言治療師法》更明訂吞嚥障礙評估與治療為語言治療師專屬的業務範疇。

吞嚥障礙的評估包括臨床（床邊）吞嚥評估：資料蒐集、吞嚥相關構造及功能檢查、吞嚥行為評估，再根據臨床吞嚥檢查結果，對有咽部期吞嚥障礙及有誤吸高風險的病人，安排適當的儀器檢查。臨床上最常用來評估吞嚥功能及生理的儀器為螢光透視吞嚥攝影檢查（videofluoroscopic swallowing study, VFSS），或稱改良式鋇劑吞嚥攝影檢查（modified barium swallow study, MBSS），以及吞嚥纖維內視鏡檢查（fiberoptic endoscopic evaluation of swallowing, FEES）。

本書《吞嚥生理標準化訓練：改良式鋇劑吞嚥障礙量表（MBSImP™）實證評估方法》就是提供以改良式鋇劑吞嚥攝影檢查的影像為依據，針對吞嚥障礙的生理機轉進行判讀。MBSImP 的三個功能性範疇和 17 個檢查項目都是依據實證研究的文獻和專家共識所設計的，這套系統有標準化的訓練、標準化的執行步驟、標準化的判讀與評分、標準化的報告呈現方式，絕對是從事吞嚥障礙評估專業人員的專業經典。

Dr. Bonnie Martin-Harris 是知名美國語言病理學家，她和團隊投入研發改良式鋇劑吞嚥攝影檢查（MBSS）的新工具——MBSImP 已經有 15 年的時間，從 2011 年開始讓臨床人員註冊接受訓練，全世界通過了三千多人，臺灣有十多人，其中原豪、玟萍、莉霓、瑞筑四位就在花蓮門諾醫院。

後山花東常常被說是醫療資源缺乏的地區，不只是醫師、藥師、護理師及其他職類的資源缺乏，語言治療也有相同的情況。然而在這兩年來有了很大的不同。遠在花蓮的門諾醫院聽語治療團隊，在組長蘇燕玲的帶領下迅速崛起，於東海岸努力地發展吞嚥儀器評估檢查，不只有改良式鋇劑吞嚥攝影檢查（MBSS）還有吞嚥纖維內視鏡檢查（FEES）。全團隊語言治療師玟萍、莉霓、原豪、婉臻、家寧、瑞筑、心雅共同努力，經常在西岸的研討會上看到他們的身影，也看到他們不遠千里出國進修，還邀請臺灣許多的吞嚥專家醫師、語言治療師遠赴花蓮到門諾醫院現場指導，甚至親自上陣當示範病人，實在令人動容，相信都是因看到他們的努力而願意傾囊相授。

推薦序（四）
傳承先行者之初心

我們聽語治療組的草創元老蘇燕玲組長邀我寫序的時候，正值門諾醫院創辦人薄柔纜醫師（Roland Peter Brown，1926～2019/08/17）過世的噩耗傳來。他的一生可說是服役好幾世代的鋼鐵英雄（美國陸軍軍醫戴斯蒙・T・杜斯在鋼鐵嶺救援 75 人）的臺灣版。因門諾教會的中心思想——「和平、互助、簡樸」，是拒絕拿武器與殺人，薄醫師選擇了「美國版」的替代役，70 年前來到花東改拿聽診器與手術刀，面對看不見的敵人——細菌與病毒，所以門諾醫院的創院精神之一就是做在最小的弟兄身上（馬太福音 25 章 40 節）。在那 70 年前的花東草莽，篳路藍縷實在不足以形容當年的苦況。

門諾體系在發展老人照護與老人社區這塊，經常有先於公部門之前瞻願景。有關老人吞嚥功能的退化，從口腔黏膜老化、感覺缺失，肌肉普遍消蝕（sarcopenia），肌肉與韌帶機能弱化，影響舌骨位移與會厭移動力，表現在吞嚥反射步驟與咳嗽反射的不足。近來眾所周知，胃食道逆流的老齡高盛行率使問題更形惡化。臺灣曾有調查發現，在養護機構之老者有一半左右患有吞嚥困難的問題。吞嚥治療人力的養成刻不容緩，而位處邊陲的門諾機構早在 20 年前便遴選護理師到美國訓練，學成回國後約在 17 年前創立聽語治療科。

本人是在 19 年前應聖靈感召前來門諾醫院，創立了復健科，當年只有 3 名有照治療師。經過 18 年來潛心發展，復健科現在除了物理、職能、聽語、復健心理之外，另有矯具義肢、行動早療、吞嚥等中心和藝術治療。早在 15 年前燕玲組長到職後，門諾的螢光透視吞嚥攝影檢查（VFSS）服務就已展開，近來又積極開展吞嚥纖維內視鏡檢查（FEES）的服務。這次蒙南卡羅萊納醫學大學的 Bonnie Martin-Harris 教授的首肯，聯合團隊 6 人合力翻譯她的大作 *Standardized Training in Swallowing Physiology* ——植基在實證醫學的標準化評估與介入，期望在這一向缺乏關注的吞嚥訓練領域拋磚引玉，吸引更多的有志之士。

將來在老人長照領域，除了機構設立各吞嚥中心之外，更應尋求建立居家吞嚥（或稱行動吞嚥治療）之標準化。門諾人希望傳承先行者之初心，「這些事你們既做在我這弟兄中一個最小的身上，就是做在我身上了。」

—寫於退休前夕—

楊緒南

臺灣基督教門諾會醫療財團法人門諾醫院醫療副院長榮退

推薦序（五）
夢想落實的典範

接到為本書撰寫序言的邀約，深深覺得與其說是邀約，不如說是讓我有機會為團隊的心血結晶留下一點錦上添花的註解。自從敝人開始支援門諾醫院並參加團隊的活動之後，深刻地感受到門諾醫院聽語團隊的熱情與動力。

在老年化社會的影響之下，眾所皆知吞嚥機能退化與障礙是一個非常重要的醫學議題，這一部分的醫療工作由於受到健保與大環境的限制，在很多的地方是完全不受任何青睞也不易得到足夠的資源。剛加入的時候我蠻驚訝院方會願意支持這一個充滿理想性的願景。參與團隊的活動以後，更深深地覺得除了醫院的支持以外，團隊成員的熱情與動力也構成了一個非常重要的因素。

我們努力推行的頭頸癌院際合作，也順利地推行並開始橋接頭頸癌接受急性治療前後的重要吞嚥與功能復健。這一個個介於理想與夢想之間，卻又可以逐一實現為事實的環節，天底下恐怕難以找到更佳的典範；結合願景、院方支持、專業、熱情，充分展現了「做在我這弟兄中一個最小的身上，就是做在我身上」的門諾精神。

現在醫療的趨勢，無可避免地一定會走向跨領域、跨團隊、跨職類的連續性醫療照護模式。在這樣的模式下，一個容易被各種不同團隊職類同仁所理解且實踐的標準化訓練材料就顯得無比的重要，可以將高品質的臨床知識與標準在不同團隊職類之間傳遞溝通，並促使各個不同的團隊能夠加以複製並再現高品質的臨床服務。

本人鄭重地推薦這本極其重要的《吞嚥生理標準化訓練》，期待這本珍貴的教材可以做為吞嚥領域在臺灣跨入新時代醫療的一個重要的基石。

洪士涵

臺北醫學大學副教授

臺北市立萬芳醫院耳鼻喉科主任

譯者序

吞嚥障礙的評估與治療是語言治療師的專業，也是日常臨床工作的重要項目。改良式鋇劑吞嚥攝影檢查（MBSS）是語言治療師評估吞嚥障礙的利器之一，然而，其檢查流程或結果判讀，於各醫療院所機構抑或檢查者、判讀者之間多未有一致性的標準。

MBSImP™ 提供標準化的訓練給語言治療師及吞嚥專業相關臨床人員，此訓練以實證為基礎，回到吞嚥生理機轉的根本，細緻且精準地分析、評估吞嚥障礙。臨床人員更可即時確認吞嚥治療策略的有效性與否，並依此進一步設計或修正吞嚥治療目標。

門諾醫院的語言治療師有幸能與醫學影像科共同合作，直接全程參與及規劃每位吞嚥障礙病人的吞嚥攝影檢查，並在檢查當下，立即針對病人的吞嚥障礙提出改善方案與建議。MBSImP 此評估方法為院內語言治療師及相關臨床人員之間的合作，提供良好的跨專業溝通平台。

期望我們的翻譯能夠將 MBSImP 標準化吞嚥攝影評估方法引介至華語地區，然此書內容僅為 MBSImP 的概念性說明，若欲進一步瞭解此方法更詳細的評估判斷標準，可參考 Dr. Bonnie Martin-Harris 研發的線上訓練課程，網址為：www.mbsimp.com。

當然，有了 MBSImP 此評估系統的良好基礎，我們更需仰賴專精於吞嚥障礙評估與治療的語言治療師在各個評估項目間，從吞嚥生理的根本，分析出每位病人吞嚥障礙的核心問題，為每位病人量身訂做有效的吞嚥治療方案，確保吞嚥安全及提升生活品質。

特別感謝盛華教授、童寶娟副教授、蘇心怡老師、楊緒南醫師及洪士涵主任於百忙之中撥空為此書寫序推薦，吳澤民醫師、林佑駿醫師、黃舜中放射師、陳郁雯博士、林靜欣語言治療師、蔡子培語言治療師、陳姵雯語言治療師給予翻譯上的建議，姚若綺、路昌容、高瑞筑三位語言治療師撥冗協助校對，以及林敬堯總編輯與陳文玲執行編輯於出版事宜的專業意見。

此翻譯幸蒙多方協助，惟疏漏之處在所難免，尚祈先進不吝指正！

花蓮門諾醫院聽語治療組

專門名詞略語表

- 2D two-dimensional 二度平面
- 3D three-dimensional 三度空間
- A/P anterior-posterior 正面
- C1 cervical spinal nerve 1 第一頸神經
- CN cranial nerve 腦神經
- V trigeminal nerve 三叉神經
    - V_2 maxillary branch of CN V 三叉神經上頜支
    - V_3 mandibular branch of CN V 三叉神經下頜支
- VII facial nerve 顏面神經
- IX glossopharyngeal nerve 舌咽神經
- X vagus nerve 迷走神經
- XII hypoglossal nerve 舌下神經
- CPM cricopharyngeus muscle 環咽肌
- LES lower esophageal segment 下食道區段
- MBSImP Modified Barium Swallow Impairment Profile 改良式鋇劑吞嚥障礙量表
- MBSS modified barium swallow study 改良式鋇劑吞嚥攝影檢查
- OI overall impression 整體性臆斷
- PAS Penetration-Aspiration Scale 滲入－誤吸量表
- PES pharyngoesophageal segment 咽食道區段
- PESO pharyngoesophageal segment opening 咽食道區段張開
- SLP speech-language pathologist 言語－語言病理學家（語言治療師）

前言

改良式鋇劑吞嚥障礙量表（Modified Barium Swallow Impairment Profile, MBSImP™）[1]是針對吞嚥障礙生理機轉，所發展的標準化評估流程。這套標準化評估流程，以改良式鋇劑吞嚥攝影檢查（modified barium swallow study, MBSS）的螢光透視攝影影像為根據，針對吞嚥障礙的生理機轉進行判讀。MBSImP 是在美國國家衛生研究院（NIH）的支持下，歷時五年，不斷驗證、逐步發展而成。這套評估系統要求標準化的**訓練**、標準化的**執行步驟**、標準化的**判讀與評分**，以及標準化的**報告呈現方式**。相關研究的細節請參閱 2008 年我們於 *Dysphagia* 期刊所發表的文章（http://www.ncbi.nlm.nih.gov/pmc/articles/PMC4217120/）。

吞嚥是非常複雜的生理功能，仰賴許多生理系統本身及系統之間的相互作用。因此，功能性吞嚥的評估應含括生理、病人本身、社會及環境等多重因素以及考量如何量化。但本書所提及的內容，則著重於正常吞嚥所需要具備的**生理性因素（physiologic factor）**。至今，研究者們仍持續在驗證這些**生理性因素**與健康、飲食、營養和生活品質之間的關聯。

MBSImP 檢查項目中，所涉及的吞嚥障礙生理機轉要素，皆是立基於大量的實證研究文獻及專家共識所設計。這些不同的生理機轉要素，會依據各自的功能性來分類，在統計檢定下，彼此之間有高度且無冗餘（non-redundant）的相關性。MBSImP 中，吞嚥的功能性範疇（functional domain）分為三個部分，其中又細分成 17 個檢查項目（component），各個檢查項目皆提供不同面向的分析，有助於形成吞嚥障礙的整體性判斷。

---

[1] Martin-Harris B, Brodsky MB, Michel Y, et al. MBS measurement tool for swallow impairment – MBSImP: Establishing a standard. *Dysphagia.* 2008;23(4):392-405.

註：本書所參考的相關文獻資料均列於書末，文中未特別標示。

MBSImP 吞嚥障礙生理評估項目

口腔範疇（Oral Domain）

1. 唇閉合能力（Lip closure）
2. 舌頭控制能力－讓食團維持於口腔內（Tongue control during bolus hold）
3. 食團準備／咀嚼（Bolus preparation/mastication）
4. 食團運送／舌頭動作（Bolus transport/lingual motion）
5. 口腔殘留（Oral residue）
6. 咽部期吞嚥啟動（Initiation of pharyngeal swallow）

咽部範疇（Pharyngeal Domain）

7. 軟腭上抬（Soft palate elevation）
8. 喉部上抬（Laryngeal elevation）
9. 舌骨前移（Anterior hyoid excursion）
10. 會厭軟骨移動（Epiglottic movement）
11. 喉前庭閉合（Laryngeal vestibular closure）
12. 咽部推送波（Pharyngeal stripping wave）
13. 咽部收縮（Pharyngeal contraction）
14. 咽食道區段張開（Pharyngoesophageal segment opening）
15. 舌根後縮（Tongue base retraction）
16. 咽部殘留（Pharyngeal residue）

食道範疇（Esophageal Domain）

17. 直立姿勢下的食道清除（Esophageal clearance in upright position）

口腔功能的評估，包含口腔的封阻控制、舌頭的動作以及口腔食團的清除等。咽部功能的評估，包含咽部食團的清除及呼吸道保護等。食道功能的部分，則僅針對直立姿勢之下、食道清除食團的能力進行評估，此亦為語言治療師（speech-language pathologist, SLP）的業務範疇。食道清除食團的能力和口咽部吞嚥行為息息相關，故將此項目納入評估。

MBSS 與 MBSImP 評估方法的目的

MBSS（是一種快速、動態的螢光透視攝影檢查，病人採直立或坐臥姿勢，檢查中會擷取病人上呼吸消化道的吞嚥過程影像）與 MBSImP 評估方法的目的為：

- 確認並鑑別吞嚥生理障礙的類型及嚴重度。
- 提供可能造成吞嚥障礙的感覺－運動（sensorimotor）機轉之相關資訊（感覺能力、肌肉力量與壓力等）。
- 確認侵入呼吸道（滲入或誤吸）的時機、原因及反應。
- 評估實證介入方法的代償性與適應性效果（吞嚥生理結構動作的調整、食團的走向）。

MBSS 此檢查**並非餵食的評估**（The MBSS is *not a feeding assessment*）。任何以 X 光進行的放射線影像檢查，目的都是盡可能在最低放射線暴露量下得到最佳的診斷，並將其臨床價值最大化。因質地的改變已被證實會影響口咽部吞嚥、食道吞嚥和呼吸道保護的生理表現，故檢查過程中會使用幾種不同質地的顯影劑（鋇劑）進行測試，然而，我們並**不會**將鋇劑調製成各式各樣的質地來符合病人日常生活中所有不同樣態的食物。在 MBSImP 的檢查中，吃下所有質地的食物並非必要，不僅是因為安全性的考量（如：感染控制、放射線暴露時間過長、可能造成誤吸等），事實上，**訓練有素的**臨床人員，有能力直接藉由幾種標準化質地的鋇劑來判斷吞嚥生理的問題，進而形成臨床臆斷（impression），不需要在檢查中含括生活中所有質地的食物，便能瞭解不同質地的食物（如：混合質地的食物、肉和麵包）對於吞嚥功能有何影響。舉例來說：如果某個病人，在「評估項目 6」得到 3 分（註：食團抵達梨狀竇時，咽部期吞嚥才啟動），然後在「評估項目 2」得到 3 分（註：當被要求把食物含在口中時，有一半以上的食團向後掉入咽部），那麼，這個病人很可能在吞嚥混合質地的食物時（液體、固體或半固體混合在一起）會有困難。此外，由口進食的臨床決策，並不只是基於吞嚥生理，還要考量認知溝通、是否有照顧者可監督進食，以及其他環境、社交等因素。因為還有太多其他因素也可能會影響由口進食的功能和安全性，故 MBSImP 的評估結果雖能提供由口進食或飲食質地的建議方向，但**絕對不能單純僅依據評分結果直接給予醫囑處方**。MBSS 雖然是一扇讓我們能夠及時發現問題的窗，但仍需要在病人實際用餐或接受治療時，持續地觀察臨床表現。

為什麼需要標準化？

在健康照護領域，普遍認同「標準化」的服務能夠讓病人得到更安全、連貫的整體照護，所蒐集到的臨床資料也更清楚且可測量。對於臨床人員而言，標準化的訓練和服務能夠讓臨床人員更有信心、表現更好，降低臨床人員所要承擔的風險，讓服務和撰寫報告時較有一致性，且能有效控制成本。就如同其他健康照護領域的評估，將 MBSS 的程序標準化，並不會影響臨床工作者為不同病人設計個別化的照護方案。但若是程序變異性過大，所提供建議的安全性可能就會有疑慮，信效度也無法比對確認，如想要進一步改善或調整程序，亦無可供檢視或修正的客觀基礎。精準的服務及病人安全的提升須仰賴標準化的訓練、精準又具信度的吞嚥生理判斷、合適且可取得的錄影設備、使用標準化的顯影劑，以及標準化的病歷紀錄方式。上述這些都是重要且必須的，各專業間在討論正常和障礙的吞嚥生理及食團流向時，也能藉此有共同的溝通基礎。

吞嚥評估應該由訓練有素的臨床人員來執行，這些執行評估的臨床人員應該經過標準化課程的專業訓練及資格認證，訓練課程中須包含嚴格的能力檢覈。雖說不同專業在吞嚥障礙病人的照護上，都有各自的養成背景和角色，然而，吞嚥生理的評估應由專精於上呼吸消化道功能及溝通認知歷程的專家執行，才能確保病人安全且有效率地吃與喝。對於吞嚥功能、吞嚥障礙以及進食的相關決策不容小覷，每個重大的決策都可能對生命造成威脅或產生改變。因此，MBSS

的執行及檢查結果的判讀訓練皆應標準化，如此才能使病人得到更加完善的照護，臨床人員也須負起責任，提供精準的吞嚥生理評估及治療計畫擬定。螢光透視攝影的檢查設備，應該要能以連續性的透視攝影或每秒 30 脈衝（continuous fluoroscopy or 30 pulses per second）的方式進行拍攝。目前的資料指出，螢光透視攝影的設定及拍攝錄製的影像擷取率，會影響吞嚥生理評估的精準度，進而影響後續的治療決策。

MBSImP 的評估程序是經過標準化及驗證過的，依照程序來執行評估能提升檢查的效率，不會因此增加放射線暴露的時間，所以應盡可能以此方式評估每位病人。但是，當我們在執行檢查的過程中，倘若根據該病人的臨床表現，已可確認所要測試食團的量或質地對其有安全上的疑慮，那麼便不必繼續執行該項測試。訓練有素的 MBSImP 臨床人員在執行檢查時，平均的放射線暴露時間為 2.89 分鐘，這還包括將代償性策略運用於檢查過程。對 MBSImP 的 17 個評估項目而言，目前並無任何證據指出多次重複性的測試是必要的，對於我們形成吞嚥障礙臆斷也沒有幫助。在 MBSS 檢查中，即便無法完成所有測試，訓練有素的 MBSImP 臨床人員亦能藉由觀察病人在吞嚥不同質地食團及各測試的表現來察覺障礙，並對各評估項目做出整體性臆斷（overall impression, OI）的評分。

除了對於吞嚥生理及評估解讀的標準化訓練之外，放射影像的擷取、記錄以及拍攝的角度，如：側面及正面成像（lateral and anterior-posterior [A/P] views）等，也都必須盡可能標準化。儘管我們在進行 MBSS 檢查時，可能受到病人在身體或認知上的限制，無法觀察到完整的構造，但我們還是得盡可能記錄從唇部到食道的整個吞嚥生理歷程。理想上，側面成像必須包含唇部（前方）、鼻腔（上方）、後咽壁（後方）、頸椎段食道及氣管上段（下方）。

使用不同的檢查方式、指導語、食團的量和稠度，都會影響口咽部的吞嚥生理反應。因此，對於評估吞嚥生理來說，使用標準化的程序，能讓我們更準確地觀察到所欲評估的項目。關於 MBSImP 標準化的檢查流程、方法、指導語、標準化鋇劑的量，詳見第 6 頁。

MBSImP 經實證驗證的程序（檢查流程、方法、量和指導語）				
拍攝角度	測試序次	食團稠度	食團量	指導語
側面成像（Lateral view）	1	清水稠度液體（Thin liquid）	5 毫升（1 茶匙）（譯註：第一次的測試常不具代表性，故不納入計分，詳細說明請參考 MBSImP 訓練課程。）	「含在嘴巴裡，直到我叫你吞才吞。」當病人已完成讓食團維持在口腔內的任務後，便跟病人說「吞。」
	2		5 毫升（1 茶匙）	「含在嘴巴裡，直到我叫你吞才吞。」當病人已完成讓食團維持在口腔內的任務後，便跟病人說「吞。」
	3		單次杯子小啜	「跟你平常一樣，從杯子吸一口，然後含在嘴巴裡，直到我叫你吞才吞。」當病人已完成讓食團維持在口腔內的任務後，便跟病人說「吞。」
	4		連續吞嚥	「照你平常的方式喝，一直喝到我說停才能停。」
	5	花蜜稠度液體（Nectar-thick liquid）	5 毫升（1 茶匙）	「含在嘴巴裡，直到我叫你吞才吞。」當病人已完成讓食團維持在口腔內的任務後，便跟病人說「吞。」
	6		單次杯子小啜	「跟你平常一樣，從杯子吸一口，然後含在嘴巴裡，直到我叫你吞才吞。」當病人已完成讓食團維持在口腔內的任務後，便跟病人說「吞。」
	7		連續吞嚥	「照你平常的方式喝，一直喝到我說停才能停。」
	8	蜂蜜稠度液體（Honey-thick liquid）	5 毫升（1 茶匙）	「含在嘴巴裡，直到我叫你吞才吞。」當病人已完成讓食團維持在口腔內的任務後，便跟病人說「吞。」
	9	膏狀（Pudding）	5 毫升（1 茶匙）	「吞下去。」
	10	餅乾（Cookie）	1/2 塊 2 x 2 英吋的酥餅（shortbread cookie）以 3 毫升膏狀顯影劑包覆	「像你平常一樣咬一咬，然後吞下去。」
正面成像（Anterior-Posterior view）	11	花蜜稠度液體	5 毫升（1 茶匙）	「含在嘴巴裡，直到我叫你吞才吞。」當病人已完成讓食團維持在口腔內的任務後，便跟病人說「吞。」
	12	膏狀	5 毫升（1 茶匙）	「吞下去。」

許多臨床人員可能會有疑惑，標準化檢查流程如何兼顧如此多變的吞嚥問題呢？ MBSImP 有一套內建的評分系統，即便考量吞嚥障礙的嚴重度或醫囑建議而不能夠測試某些類型的食物時，我們仍可進行評分。此外，代償性策略或吞嚥手法的使用，並不會列入 OI 評分，同時也不會做為病人吞嚥功能的基準線（baseline），而是另行記錄。如果使用代償性策略或吞嚥手法介入後，在評分系統的分數有所改變，立即證明了病人在策略介入後，於吞嚥生理層面得到改善，這也是 MBSS 寶貴的臨床價值之一。

關於誤吸

MBSS 絕對不是一種「通過」或「不通過」的檢查，也不僅是觀察是否有誤吸（aspiration）現象而已。我們若僅以通過或不通過來說明檢查的結果，便會錯誤解讀並低估此檢查真正的目的和價值。無可非議的，誤吸是評估病人是否能夠安全且有效率地由口進食時主要關注的焦點。誤吸指的是食物、液體、口水、痰液、逆流物或其他吃進口中的東西掉進呼吸道裡。對於一般清醒且健康的正常人來說，以上提及的任何東西，進入喉前庭範圍的機率極低，更不可能經常持續地掉至聲帶以下。對於那些肺部保護機制（如：咳嗽、清除分泌物的能力等）較差的病人來說，引發肺部感染的風險便相對較高，例如：吸入性肺炎。老年人吸入性肺炎的罹病率很高，嚴重者可能導致死亡。可能會有人疑惑，吞嚥障礙所造成的吸入性肺炎可能嚴重致死，但資料上卻顯示，在教學醫院或社區醫院就診的吞嚥障礙病人接受 MBSS 檢查時，並不一定已有肺炎的問題。這可能是因為臨床人員已藉著完善的吞嚥評估，及早發現吞嚥障礙，依評估結果擬定了相應的處置方案，避免後續吸入性肺炎的發生。許多健康照護社群已了解到上述的益處，也在病人疾病或相關問題發生的早期即進行轉介。我們必須注意，**誤吸並非判斷吞嚥障礙的必要或充分條件**，即便在 MBSS 檢查過程沒有觀察到誤吸的現象，病人仍可能有吞嚥障礙。若把發現誤吸的現象當作是 MBSS 檢查的唯一目標，我們會漏掉約三分之二吞嚥生理有障礙的病人，而這些病人，其實是可以透過目標導向、實證本位的介入方法來改善吞嚥問題。誤吸僅是食物掉入呼吸道的徵象，我們真正的目標，應是從吞嚥生理的層面找出造成誤吸背後的核心原因，做為精準介入及恢復吞嚥功能的切入點。

MBSImP 的評分系統裡，並沒有包含呼吸道侵入（airway invasion）的評分，建議可同時搭配使用滲入－誤吸量表（Penetration-Aspiration Scale, PAS），此量表的關注焦點雖與 MBSImP 不同，但亦可呈現與吞嚥安全相關的重要訊息。

吞嚥障礙之功能性範疇

吞嚥障礙要素介紹

吞嚥是感覺與運動的協同反應，口咽部腔室與食道部位所接收到的多重感覺輸入，會誘發一連串的吞嚥動作。口咽部吞嚥系統在生理上和呼吸系統之間彼此相互關聯，正常來說，吞嚥會發生在呼氣階段，且吞嚥時呼吸會暫停或被抑制。我們從呼吸氣流、運動學以及螢光透視攝影訊號的共時性觀察中可以發現，在吞嚥的過程中，呼吸暫停、呼吸道關閉以及咽部將食團清除，彼此之間的作用及時間點需協調地恰到好處，才能完成安全、有效率的吞嚥。正常的吞嚥一般發生在呼氣肺容積介於中度至低度的狀態，但依著不同特性的食物及不同形式的吞嚥任務，可能會有所差異。

吞嚥主要是一連串產生正壓的過程，不同的肌肉和結構共同產生壓力作用於食團的尾端，使食團通過上呼吸消化道。一開始，食團應妥善地被維持在口腔內，口腔內的舌頭會向食團的尾端施加壓力，再加上舌根、軟腭、咽壁向前及側向位移（註：縮短及推送）等共同形成的壓力，將食團往後向下推送。若口腔及咽部所產生的壓力不足時，食團運送的效率會變差，例如：唇部閉合不足、軟腭上抬及後縮不足、咽部收縮不足，或是在吞嚥最高點時（註：肌肉收縮最多及結構位移最大的時間點）上聲門部位保護不佳等。產生的壓力若不足，食團在口腔前半部、鼻咽、上呼吸道、咽部等部位運送時，會被推往較無阻力的那一側。上述吞嚥問題，若再加上向下運送的食團又受到阻力，障礙程度會加劇。舉例來說，咽食道區段（PES）張開程度和（或）張開時間不足的吞嚥障礙病人，就可能會有這種狀況，其原因可能是喉部及咽部的生物力學出問題，或是內在結構的異常（例如：環咽肌功能障礙、放射線造成的纖維化、疤痕組織等）。當臨床人員判讀螢光透視攝影的影像時，必須敏銳地察覺這些結構組織是否足以產生正常的壓力，才能準確地找出適合的代償策略（調整食物的稠度、量、進食姿勢或採取其他進食的策略），進一步改善口咽部壓力的問題。此外，若要改善吞嚥時壓力不足的問題，我們做完 MBSS 檢查之後，應該要針對檢查結果所發現的生理障礙，進行強化力量、提升持久度、增加運動範圍及提升感覺的訓練，或是提供手術重建。

雖然 MBSS 無法直接評估吞嚥時的壓力、肌肉力量、感覺等減損的狀況，但從那些在螢光透視攝影過程中同步測量感覺及壓力的研究中證實，臨床上可以藉由 MBSS 的影像，間接評估吞嚥時的壓力、肌肉力量和感覺能力，並依此評估來鎖定目標及設計治療方案。我們也可以基於 MBSS 的評估結果，決定是否需要進一步安排直接性的壓力評估（如：壓力檢測）或針對結構進行直接性的觀察（如：內視鏡、感覺測試）。

口腔範疇（Oral Domain）

評估項目 1：唇閉合能力

唇閉合是將食團維持在口中非常重要的能力，好的唇閉合有助於進食的功能、樂趣和進食的美觀性。雙唇的密合不只防止食團從口腔前半部掉出來，還能因此形成足夠的口腔內壓（intra-oral pressure），有助於食團運送的效率。

本書所有表格中都以粗黑體標示負責該功能的主要肌肉（群）。

表 1　MBSImP【評估項目 1：唇閉合能力】相關肌肉

功能群組	名稱	神經支配	動作
唇部	**口輪匝肌（Orbicularis oris）**	CN VII	唇閉合。 口腔前方的封阻控制。
	提上唇肌（Levator labii superioris）		
	提上唇鼻翼肌（Levator labii superioris alaeque nasi）		
	提口角肌（Levator anguli oris）		
	顴小肌（Zygomaticus minor）		
	顴大肌（Zygomaticus major）		
	笑肌（Risorius）		
	降口角肌（Depressor anguli oris）		
	降下唇肌（Depressor labii inferioris）		
	頦肌（Mentalis）		

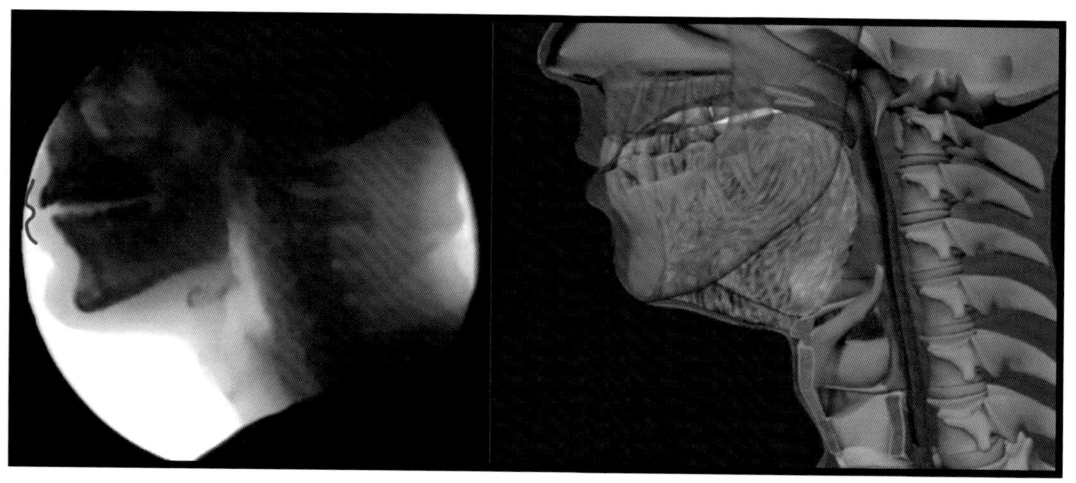

圖 1　【評估項目 1：唇閉合能力】螢光透視吞嚥攝影影像和 3D 動畫圖。

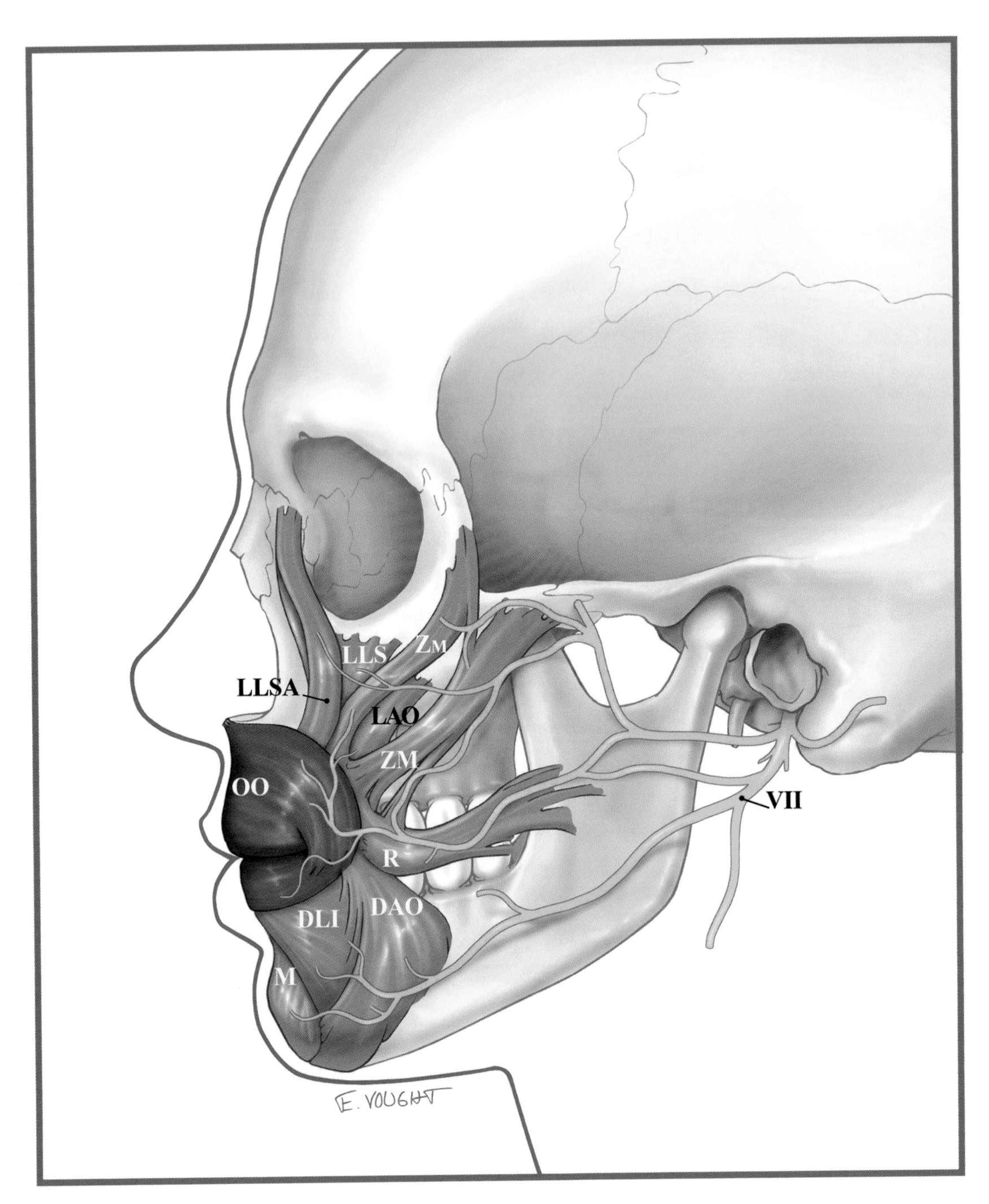

圖 2 【評估項目 1：唇閉合能力】的相關肌肉與神經支配。DAO-降口角肌（Depressor anguli oris）；DLI-降下唇肌（Depressor labii inferioris）；LAO-提口角肌（Levator anguli oris）；LLSA-提上唇鼻翼肌（Levator labii superioris alaeque nasi）；LLS-提上唇肌（Levator labii superioris）；M-頦肌（Mentalis）；OO-口輪匝肌（Orbicularis oris）；R-笑肌（Risorius）；ZM-顴大肌（Zygomaticus major）；Zм-顴小肌（Zygomaticus minor）。VII 為顏面神經（facial nerve）。

口腔範疇

評估項目 2：舌頭控制能力─讓食團維持於口腔內

無吞嚥障礙的健康成人，能夠用舌頭來控制口中的液體食團，讓液體食團維持於口腔裡。此時，舌頭前緣、兩側、後緣會向上與硬顎及軟腭靠攏，軟腭也會變硬並向前、向下移動，與口腔內舌頭的後半部靠攏。此外，舌頭及顎（腭）的感覺能力，也是成功控制食團維持在口腔內的重要因素。當我們在吞嚥液體，特別是大量、連續飲用時，雖然液體食團並不一定會以上述的方式維持在口腔內，但從多年的臨床觀察及研究發現，將食團妥當地維持在口腔內的能力，能夠讓不同的吞嚥治療方法有較佳的預後。舉例來說，如果病人有咽部期吞嚥啟動延遲的問題，此時臨床人員可能會請病人採取收下巴的姿勢（chin tuck），但若病人沒辦法將食團維持在口腔中（可能因為舌頭的結構缺損、感覺－運動能力損傷或認知能力障礙等所造成），食團很可能會因為舌頭控制能力不佳而掉至咽部，甚至誤入呼吸道。因此，基於吞嚥安全，應將吞嚥過程中舌頭與顎（腭）是否能完整密合的能力納入檢查。使用 MBSImP 標準流程進行檢查時，若測試的是清水稠度（thin）、花蜜稠度（nectar-thick）和蜂蜜稠度（honey-thick）的液體，我們會使用簡單的口語指令請病人先「含在嘴巴裡，直到我叫你吞才吞。」同時觀察在舌頭啟動運送食團的動作之前，病人是否能夠使用舌頭良好地控制食團，讓食團維持在口腔內。

表 2　MBSImP【評估項目 2：舌頭控制能力－讓食團維持於口腔內】相關肌肉

功能群組	名稱	神經支配	動作
舌內肌群	**舌上縱肌（Superior longitudinal）**	CN XII	將舌頭塑形並讓食團維持在口腔內。
	舌下縱肌（Inferior longitudinal）		
	舌橫向肌（Transverse）		
	舌垂直肌（Vertical）		
軟腭相關肌肉	**腭帆張肌（Tensor veli palatini）**	CN V	使軟腭變硬。 協助口腔後方的封阻控制。
舌外肌群	**腭舌肌（Palatoglossus）**	CN X	關閉口咽部通道：抬起舌頭後半部，下拉軟腭，以形成舌－腭密合。 協助口腔後方的封阻控制。
	頦舌肌（Genioglossus）	CN XII	將舌頭塑形並讓食團維持在口腔內。
舌骨上肌群	頦舌骨肌（Geniohyoid）	C1	穩定口底。
	下頜舌骨肌（Mylohyoid）	CN V	

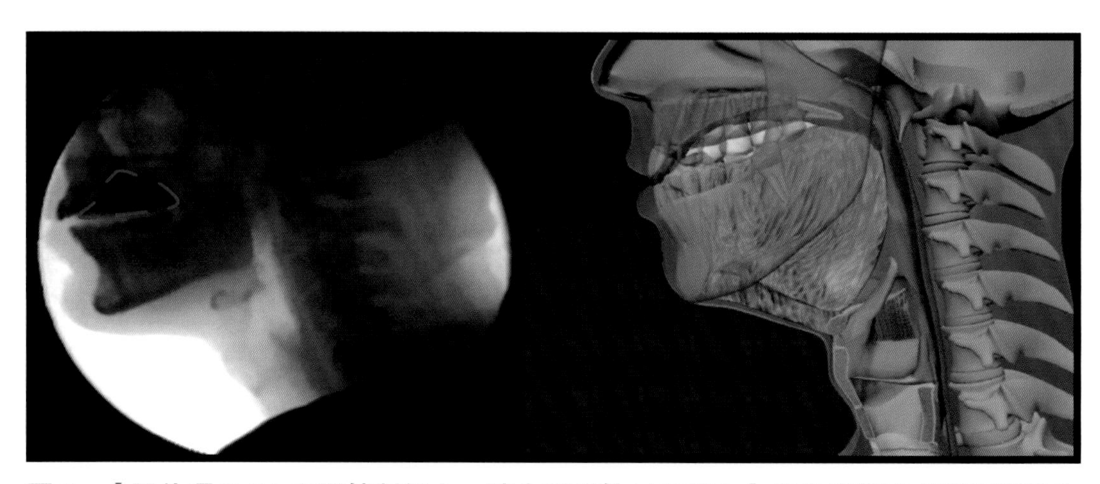

圖 3　【評估項目 2：舌頭控制能力－讓食團維持於口腔內】螢光透視吞嚥攝影影像和 3D 動畫圖。

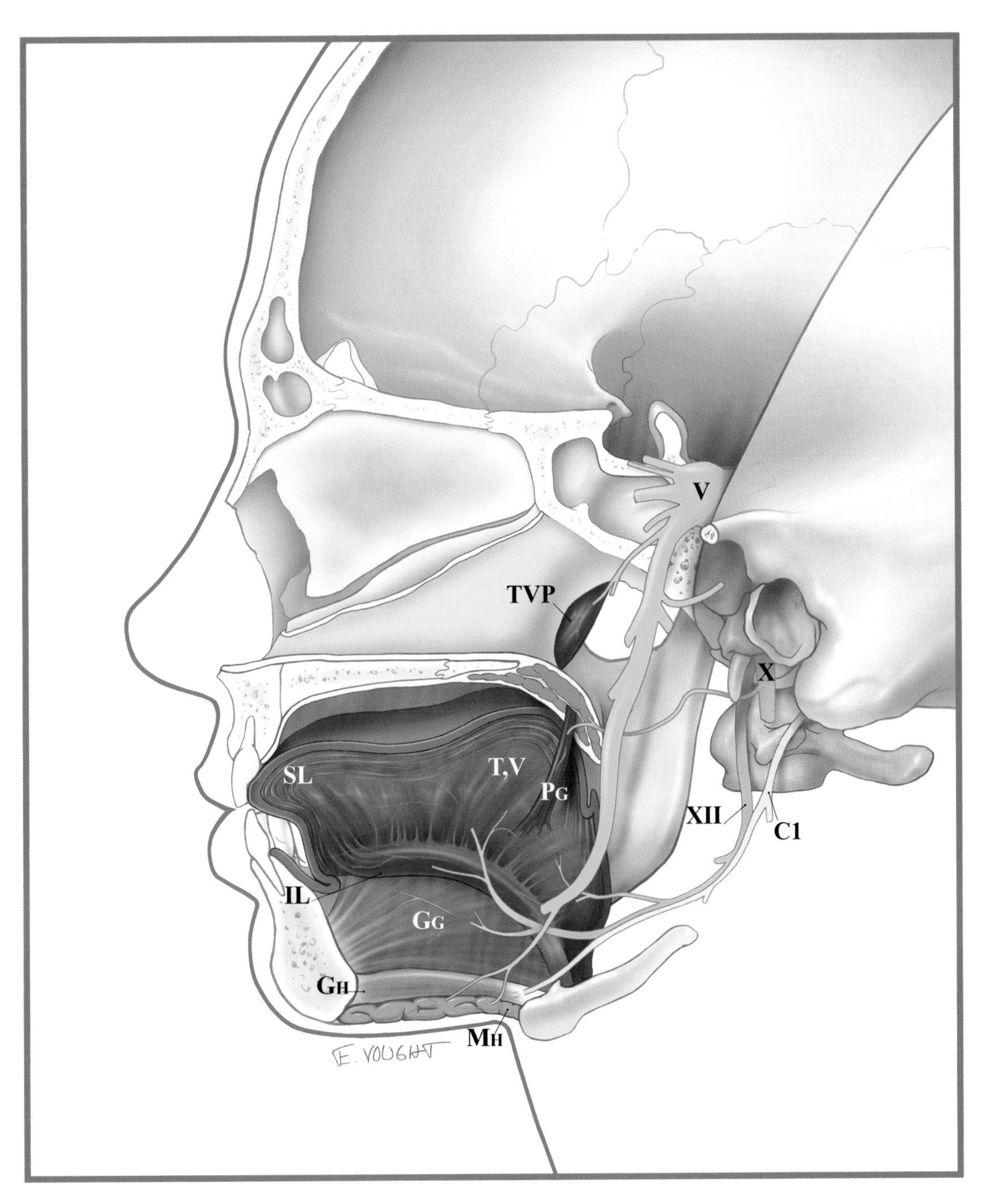

圖 4 【評估項目 2：舌頭控制能力－讓食團維持於口腔內】的相關肌肉與神經支配。
GG-頦舌肌（Genioglossus）；GH-頦舌骨肌（Geniohyoid）；IL-舌下縱肌（Inferior longitudinal）；MH-下頷舌骨肌（Mylohyoid）；PG-腭舌肌（Palatoglossus）；SL-舌上縱肌（Superior longitudinal）；T,V-舌橫向肌（Transverse），舌垂直肌（Vertical）；TVP-腭帆張肌（Tensor veli palatini）。V 為三叉神經，X 為迷走神經，XII 為舌下神經。C1 為第一頸神經。

口腔範疇

評估項目 3：食團準備／咀嚼

進食半固體或固體食物時，我們一邊咀嚼，一邊品嚐、嗅聞食物的味道，享受著進食的樂趣。在食團準備的過程中，食團會和唾液混合並被推送至牙齒邊緣咀嚼。下巴會呈現旋轉的咀嚼動作，將食物分割成更容易吞嚥的小塊食團，讓食團在後續的吞嚥過程中能有效率且安全地被推送至咽部及食道。此外，食團準備時，尚需有良好的舌頭動作，協調地整合在整個咀嚼過程中。

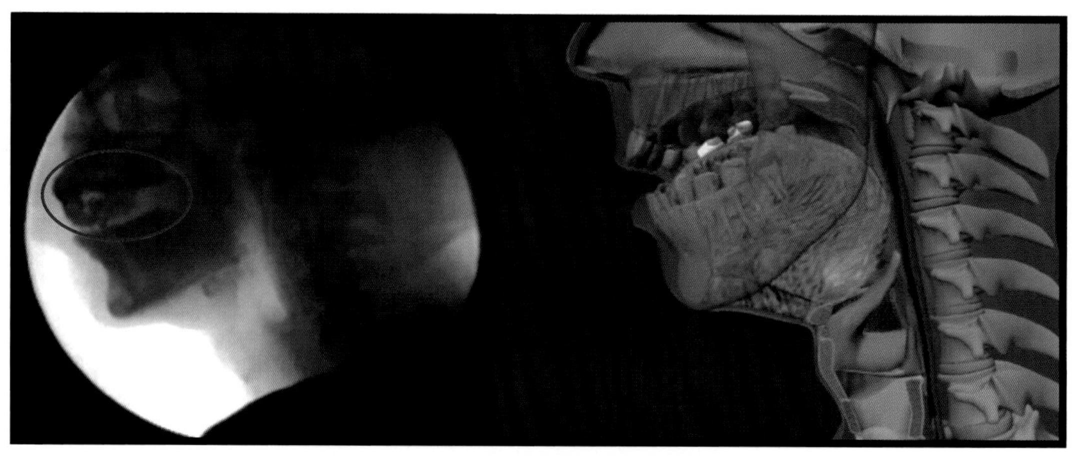

圖 5　【評估項目 3：食團準備／咀嚼】螢光透視吞嚥攝影影像和 3D 動畫圖。

表 3　MBSImP【評估項目 3：食團準備／咀嚼】相關肌肉			
功能群組	**名稱**	**神經支配**	**動作**
咀嚼肌群	**嚼肌（Masseter）**	CN V	上抬下頜骨，閉合口部。
	翼肌（Pterygoids）		內翼肌：上抬下頜骨，閉合口部。 外翼肌：下頜骨側移（旋轉）動作。
	顳肌（Temporalis）		上抬下頜骨，閉合口部。
舌內肌群	**舌上縱肌（Superior longitudinal）**	CN XII	將食物移送至齒面以便咀嚼，並協助食團成形。
	舌下縱肌（Inferior longitudinal）		
	舌橫向肌（Transverse）		
	舌垂直肌（Vertical）		
舌外肌群	頦舌肌（Genioglossus）	CN XII	使舌頭側移。
	舌骨舌肌（Hyoglossus）		使舌頭下壓。
	莖舌肌（Styloglossus）		口腔後方的封阻控制。
	腭舌肌（Palatoglossus）	CN X	
顏面肌	頰肌（Buccinator）	CN VII	使面頰和牙齒之間貼合。
舌骨上肌群	頦舌骨肌（Geniohyoid）	C1	穩定口底，以利咀嚼及舌頭動作。
	下頜舌骨肌（Mylohyoid）	CN V	下拉下頜骨，張開口部。
	二腹肌（Digastricus）	前腹：CN V 後腹：CN VII	穩定口底，以利咀嚼及舌頭動作。
	莖舌骨肌（Stylohyoid）	CN VII	穩定口底，以利咀嚼及舌頭動作。
唇部肌群	口輪匝肌（Orbicularis oris）	CN VII	唇閉合。 口腔前方的封阻控制。
	提上唇肌（Levator labii superioris）		
	提上唇鼻翼肌（Levator labii superioris alaeque nasi）		
	提口角肌（Levator anguli oris）		
	顴小肌（Zygomaticus minor）		
	顴大肌（Zygomaticus major）		
	笑肌（Risorius）		
	降口角肌（Depressor anguli oris）		
	降下唇肌（Depressor labii inferioris）		
	頦肌（Mentalis）		

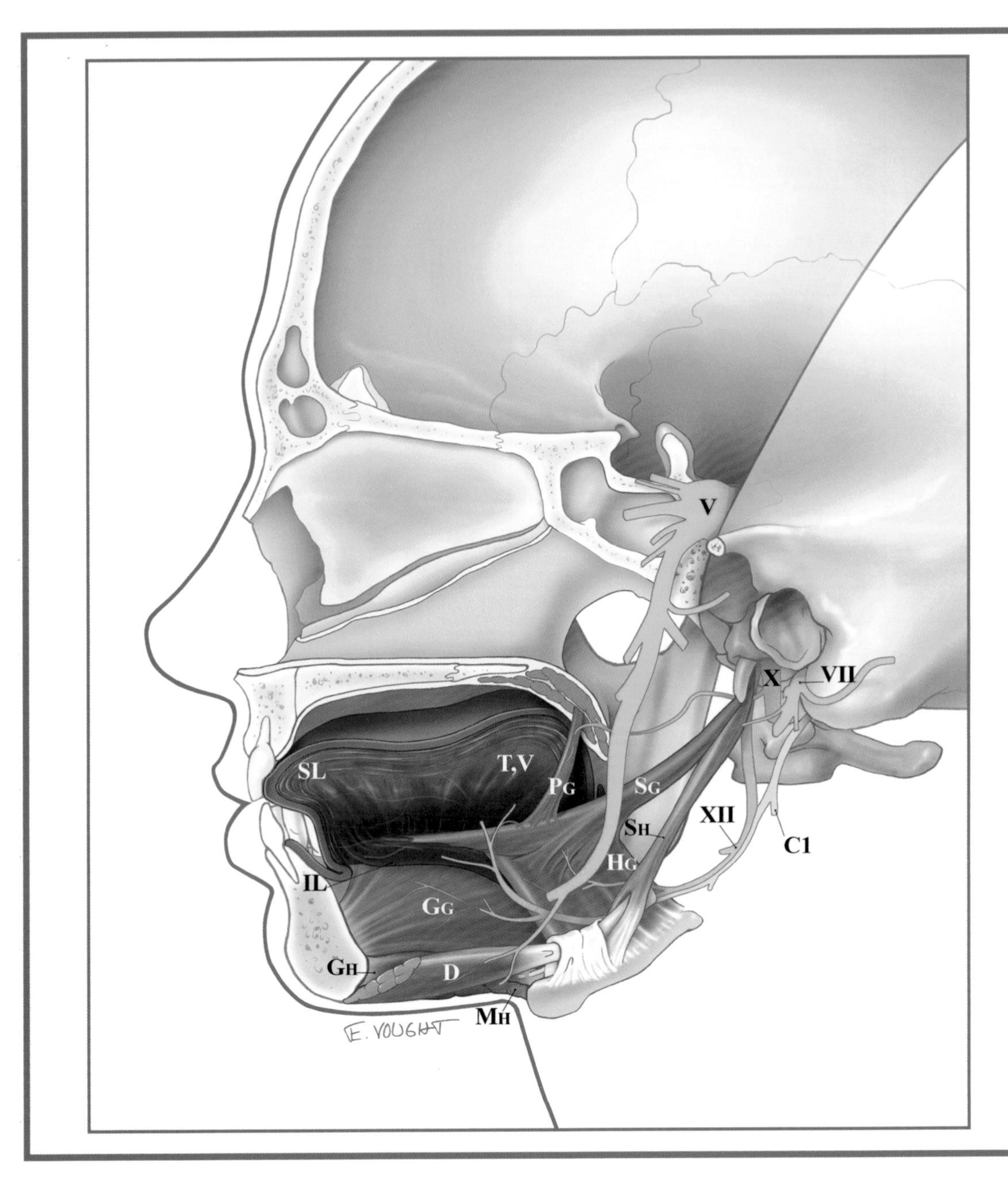

圖6　【評估項目3：食團準備／咀嚼】的相關肌肉與神經支配。B-頰肌（Buccinator）；D-二腹肌－前腹（Digastricus [anterior belly]）；DAO-降口角肌（Depressor anguli oris）；DLI-降下唇肌（Depressor labii inferioris）；GG-頦舌肌（Genioglossus）；GH-頦舌骨肌（Geniohyoid）；HG-舌骨舌肌（Hyoglossus）*；IL-舌下縱肌（Inferior longitudinal）；LAO-提口角肌（Levator anguli oris）；LLSA-提上唇鼻翼肌（Levator labii superioris alaeque nasi）；LLS-提上唇肌（Levator labii superioris）；MA-嚼肌（Masseter）；M-頦肌（Mentalis）；MH-下頜舌骨肌（Mylohyoid）；OO-口輪匝肌（Orbicularis oris）；

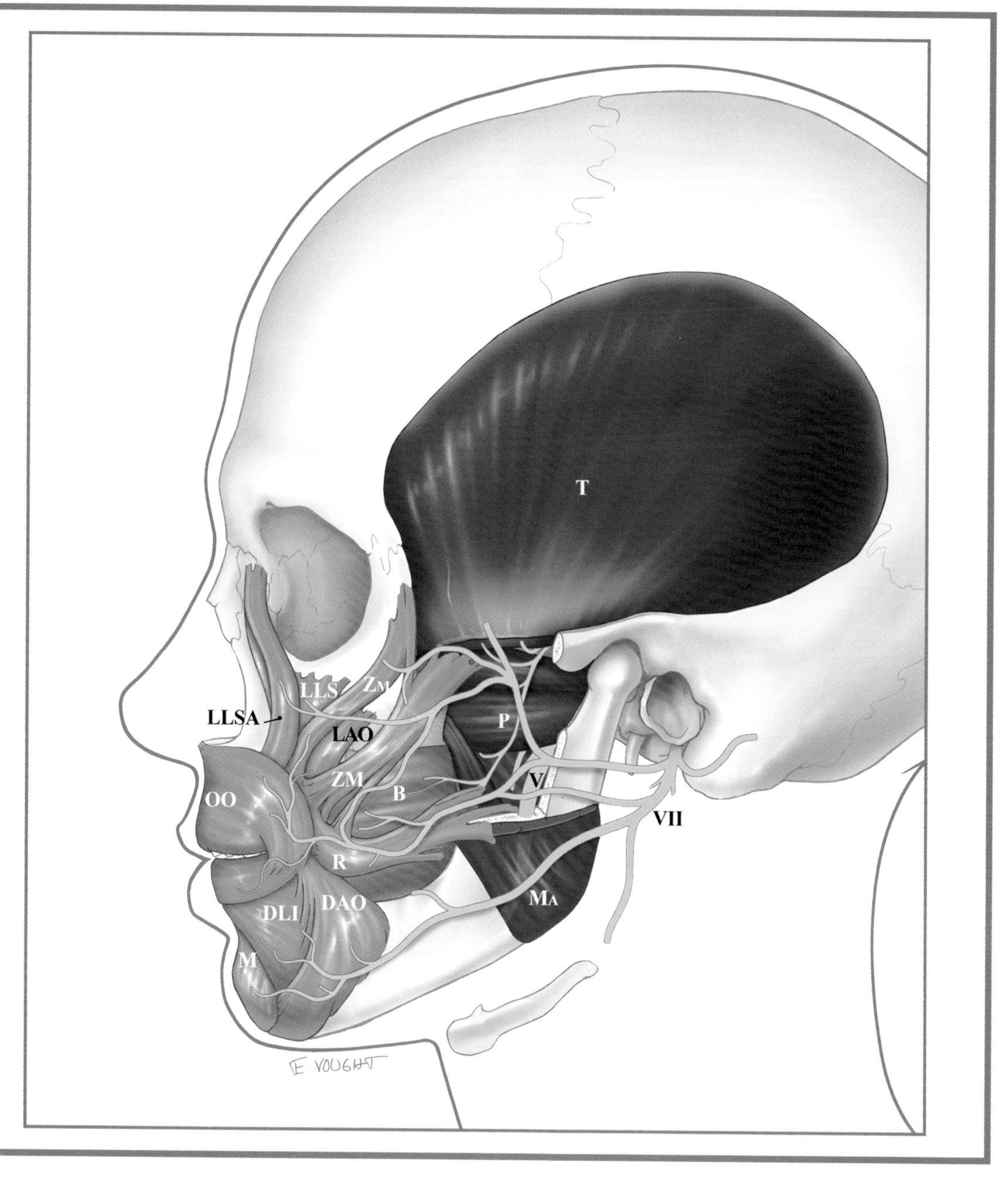

P-翼肌（Pterygoids）；PG-腭舌肌（Palatoglossus）*；R-笑肌（Risorius）；SG-莖舌肌（Styloglossus）*；SH-莖舌骨肌（Stylohyoid）；SL-舌上縱肌（Superior longitudinal）；T-顳肌（Temporalis）；T,V-舌橫向肌（Transverse），舌垂直肌（Vertical）；ZM-顴大肌（Zygomaticus major）；ZM-顴小肌（Zygomaticus minor）。V 為三叉神經，VII 為顏面神經，X 為迷走神經，XII 為舌下神經。C1 為第一頸神經。

*肌肉疊加在舌頭的矢狀旁切面。

注意：二腹肌的後腹並未在此圖呈現。

口腔範疇

評估項目 4：食團運送／舌頭動作

食團在口腔中的運送，是藉由舌頭向上抬與硬顎碰觸，並由前向後移動，擠壓食團的尾端，將食團向後送。正常來說，運送食團時舌頭的動作應是迅速、協調且沒有任何遲疑地將食團向口咽方向推送，藉此將口腔內的食團完全清除乾淨。

表 4　MBSImP【評估項目 4：食團運送／舌頭動作】相關肌肉

功能群組	名稱	神經支配	動作
舌內肌群	**舌上縱肌（Superior longitudinal）**	CN XII	使舌頭抵著硬顎，後送食團。 維持食團在舌頭與硬顎間聚合成形。
	舌下縱肌（Inferior longitudinal）		
	舌橫向肌（Transverse）		
	舌垂直肌（Vertical）		
舌外肌群	頦舌肌（Genioglossus）	CN XII	將舌頭正確定位，抵著硬顎，後送食團。
	舌骨舌肌（Hyoglossus）		
	莖舌肌（Styloglossus）		
	腭舌肌（Palatoglossus）	CN X	
舌骨上肌群	頦舌骨肌（Geniohyoid）	C1	穩定口底，使舌頭的動作效能最大化。
	下頜舌骨肌（Mylohyoid）	CN V	
	二腹肌（Digastricus）	前腹：CN V	
	莖舌骨肌（Stylohyoid）	CN VII	

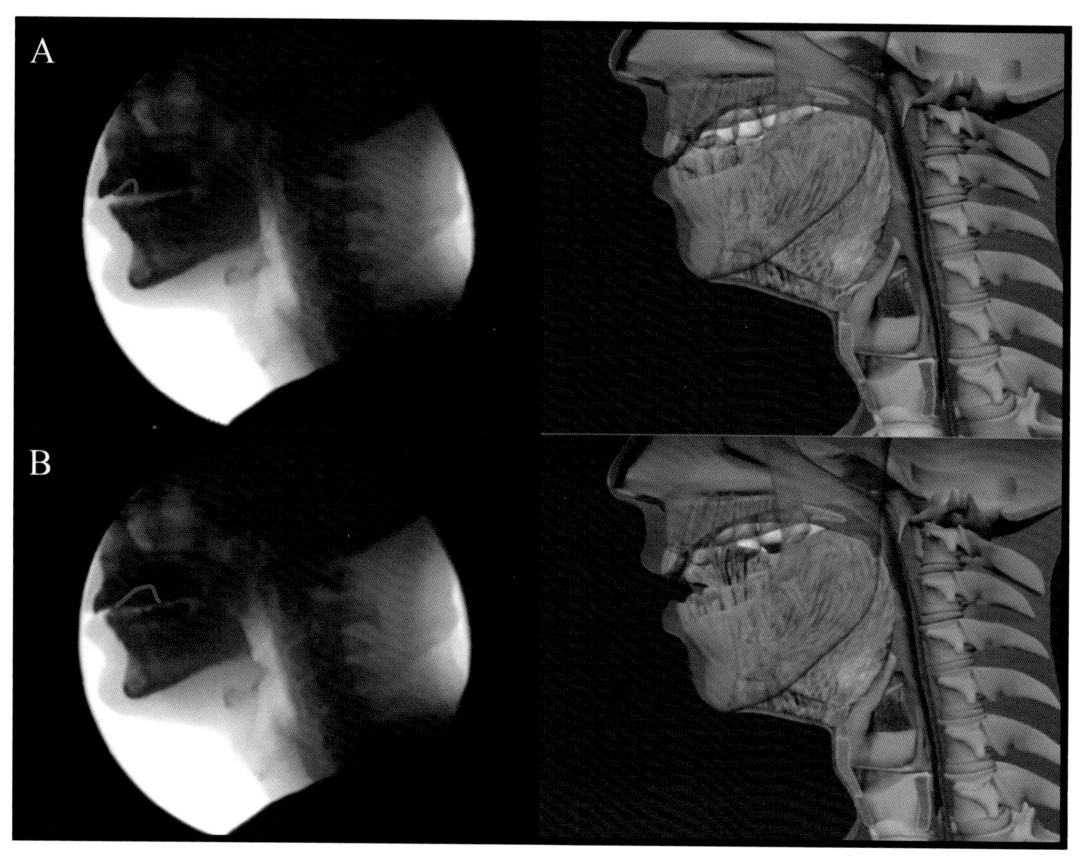

圖 7 【評估項目 4：食團運送／舌頭動作】螢光透視吞嚥攝影影像和 3D 動畫圖。(A) 啟動食團運送。(B) 將食團向後運送至口咽部。

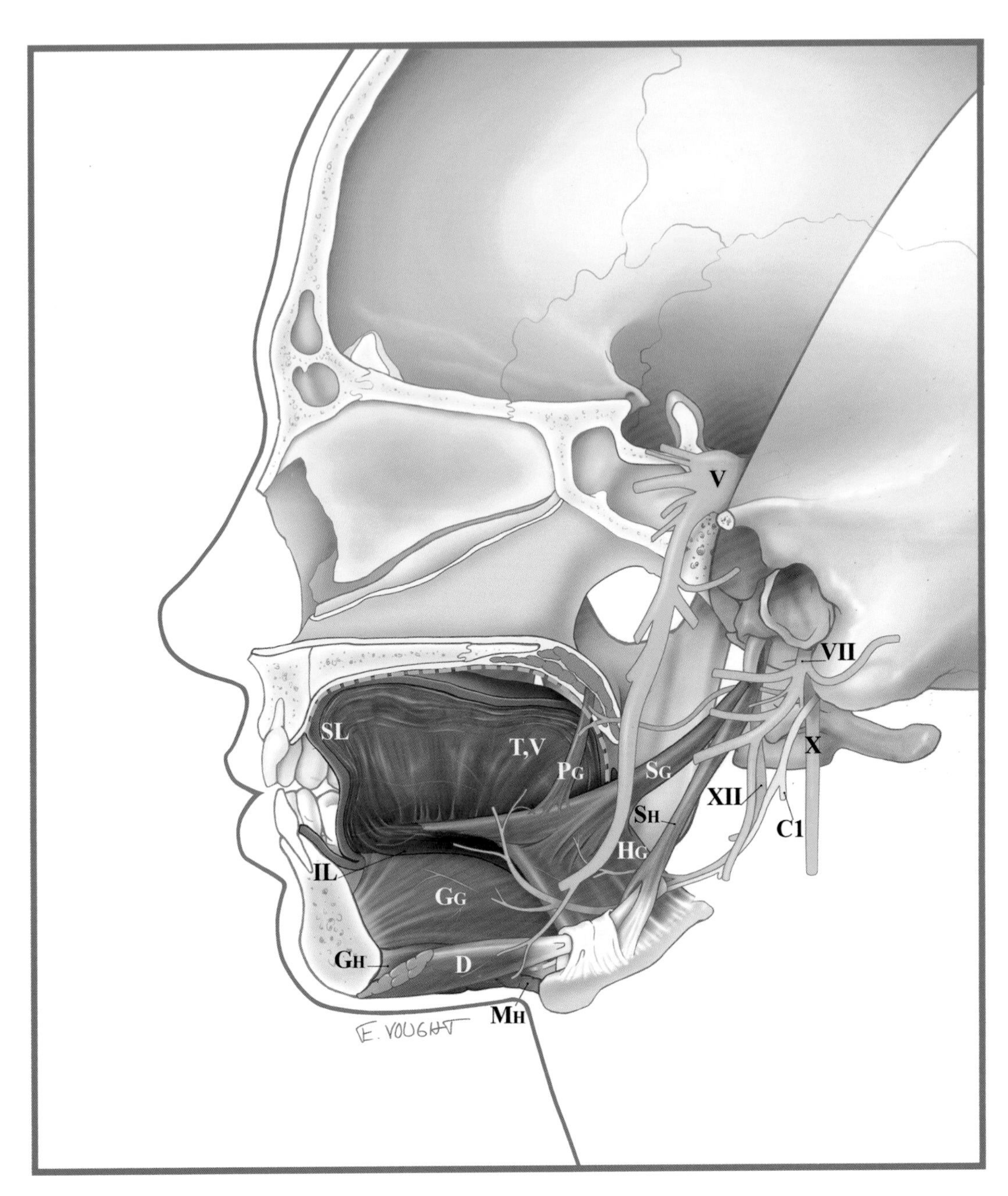

圖 8　**【評估項目 4：食團運送／舌頭動作】的相關肌肉與神經支配。**D-二腹肌－前腹（Digastricus [anterior belly]）；GG-頦舌肌（Genioglossus）；GH-頦舌骨肌（Geniohyoid）；HG-舌骨舌肌（Hyoglossus）；IL-舌下縱肌（Inferior longitudinal）；MH-下頜舌骨肌（Mylohyoid）；PG-腭舌肌（Palatoglossus）；SG-莖舌肌（Styloglossus）；SH-莖舌骨肌（Stylohyoid）；SL-舌上縱肌（Superior longitudinal）；T,V-舌橫向肌（Transverse），舌垂直肌（Vertical）。V 為三叉神經，VII 為顏面神經，X 為迷走神經，XII 為舌下神經。C1 為第一頸神經。

口腔範疇

評估項目 5：口腔殘留

MBSImP 的檢查中，大部分的評估項目（17 個項目中有 15 個）是針對生理機轉的「動作」。雖然口腔殘留的評估並非著重在動作，但若我們在影像上發現食團殘留，也代表吞嚥生理層面可能出現障礙。我們的研究也發現，口腔殘留與口腔期吞嚥障礙以及病人成效測量（patient outcome measure）有顯著的相關性。我們在影像上觀察食團殘留時，試圖從 2D 平面影像來評估 3D 立體口腔的狀況，這樣雖會有所限制，但我們還是能夠建立一套具有信度及外在效度的評分判斷標準。口腔殘留，指的是那些吞嚥動作完成後口腔內仍留有未被清除的食團，但並不包括那些薄薄披覆（coating）在結構表層的顯影劑。舌頭、口腔、顏面若有感覺－運動的相關問題，也可能導致食團殘留在口腔，但其中更關鍵的是「舌頭動作」能力（評估項目 4）——良好的舌頭動作，能夠把口腔內的食團清除。

表 5　MBSImP【評估項目 5：口腔殘留】相關肌肉

功能群組	名稱	神經支配	動作
舌內肌群	**舌上縱肌（Superior longitudinal）**	CN XII	使食團聚合成形，並將食團向後推送。
	舌下縱肌（Inferior longitudinal）		
	舌橫向肌（Transverse）		
	舌垂直肌（Vertical）		
咀嚼肌群	翼肌（Pterygoids）	CN V	咀嚼時的下頜動作。
	嚼肌（Masseter）		
	顳肌（Temporalis）		
顏面肌	頰肌（Buccinator）	CN VII	使面頰和牙齒之間貼合。
舌外肌群	頦舌肌（Genioglossus）	CN XII	將舌頭正確定位，抵著硬顎，後送食團。
	舌骨舌肌（Hyoglossus）		
	莖舌肌（Styloglossus）		
	腭舌肌（Palatoglossus）	CN X	
舌骨上肌群	頦舌骨肌（Geniohyoid）	C1	穩定口底，使舌頭的動作效能最大化。
	下頜舌骨肌（Mylohyoid）	CN V	
	二腹肌（Digastricus）	前腹：CN V	
	莖舌骨肌（Stylohyoid）	CN VII	

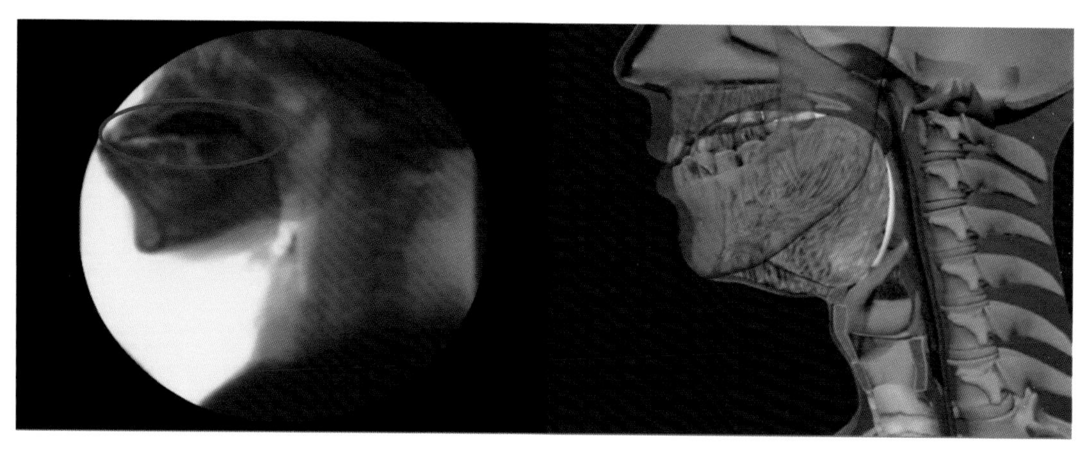

圖 9　【評估項目 5：口腔殘留】螢光透視吞嚥攝影影像和 3D 動畫圖。

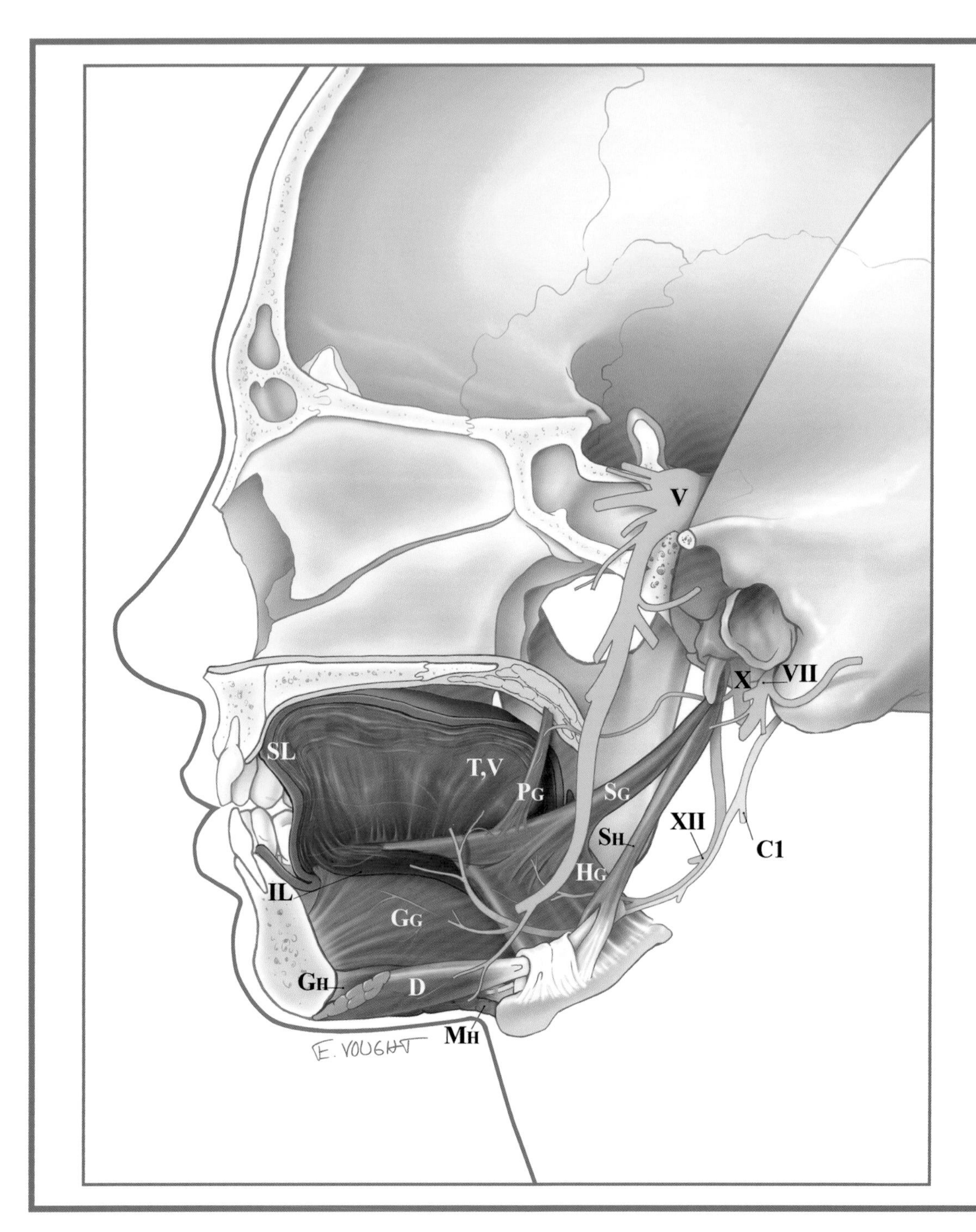

圖 10　【評估項目 5：口腔殘留】的相關肌肉與神經支配。B-頰肌（Buccinator）；D-二腹肌－前腹（Digastricus [anterior belly]）；GG-頦舌肌（Genioglossus）；GH-頦舌骨肌（Geniohyoid）；HG-舌骨舌肌（Hyoglossus）；IL-舌下縱肌（Inferior longitudinal）；M-嚼肌（Masseter）；MH-下頷舌骨肌（Mylohyoid）；P-翼肌（Pterygoids）；PG-腭舌肌

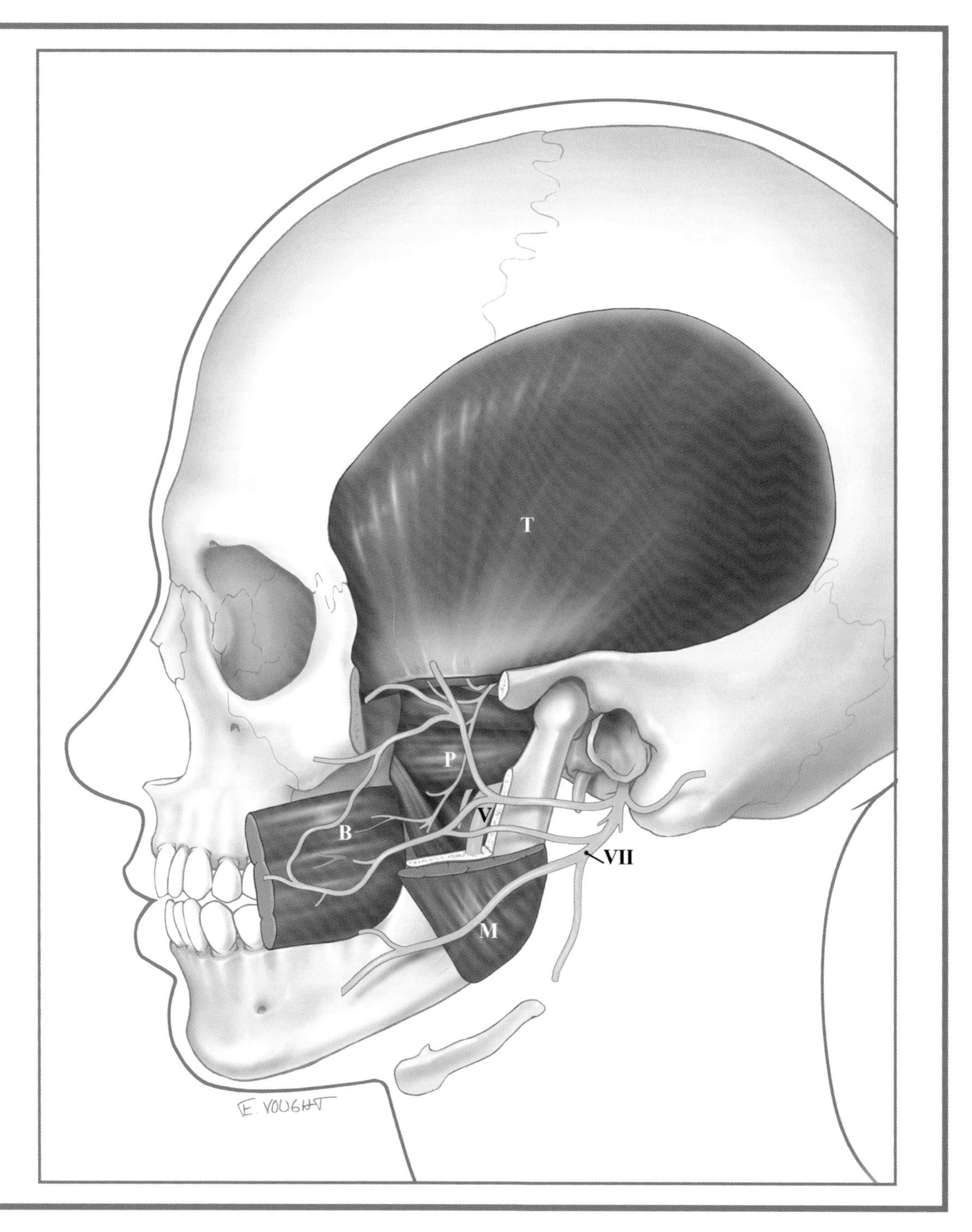

（Palatoglossus）；SG-莖舌肌（Styloglossus）；SH-莖舌骨肌（Stylohyoid）；SL-舌上縱肌（Superior longitudinal）；T-顳肌（Temporalis）；T,V-舌橫向肌（Transverse），舌垂直肌（Vertical）。V 為三叉神經，VII 為顏面神經，X 為迷走神經，XII 為舌下神經。C1 為第一頸神經。

評估項目 6：咽部期吞嚥啟動

MBSS 檢查中，當我們在影像上觀察到舌骨第一次向上向前快速移動時，代表咽部期吞嚥的啟動。咽部期吞嚥啟動涉及多重感覺輸入後所引發的一連串動作，其中感覺輸入的部分包含舌頭動作及食團所產生的壓力，其次則是味道和溫度；動作反應的部分則包含軟腭上抬及後縮（評估項目 7）、喉部上抬（評估項目 8）、舌骨前移（上抬）（評估項目 9）、會厭軟骨彎折（評估項目 10）、喉前庭閉合（評估項目 11）、咽部推送波（評估項目 12）、咽部收縮（評估項目 13）、咽食道區段張開（評估項目 14）及舌根後縮（評估項目 15）等。正常來說，咽部期吞嚥啟動時，我們所觀察到的舌骨移動應該是快速且連續不中斷的。咽部期吞嚥啟動是感覺輸入後的動作反應：口咽部的感覺接收區域，會將舌頭及食團所提供的感覺訊息傳回位於延腦的吞嚥中樞（雙側）。腦幹中指令感覺－運動神經核（commanding sensorimotor nuclei）的活動，受到皮質結構所調控，這些皮質結構會影響咽部期吞嚥的執行。

表 6　MBSImP【評估項目 6：咽部期吞嚥啟動】相關感覺接收區域與神經支配

感覺接收區域	神經支配	分支	動作
舌咽弓或咽門弓（Glossopharyngeal [faucial] arches） 後方舌頭（Back of tongue）	CN IX	咽支（Pharyngeal branch）	啟動咽部期吞嚥。
舌根（Base of tongue） 會厭谿（Valleculae） 會厭軟骨（Epiglottis） 咽壁（Pharyngeal wall ） 杓會厭褶（Aryepiglottic folds） 喉室褶（假聲帶）（Ventricular folds） 杓狀軟骨（Arytenoids） 真聲褶（真聲帶）（True vocal folds） 梨狀竇（Pyriform sinuses）	CN X	上喉神經喉內支（Superior laryngeal nerve, internal branch）	

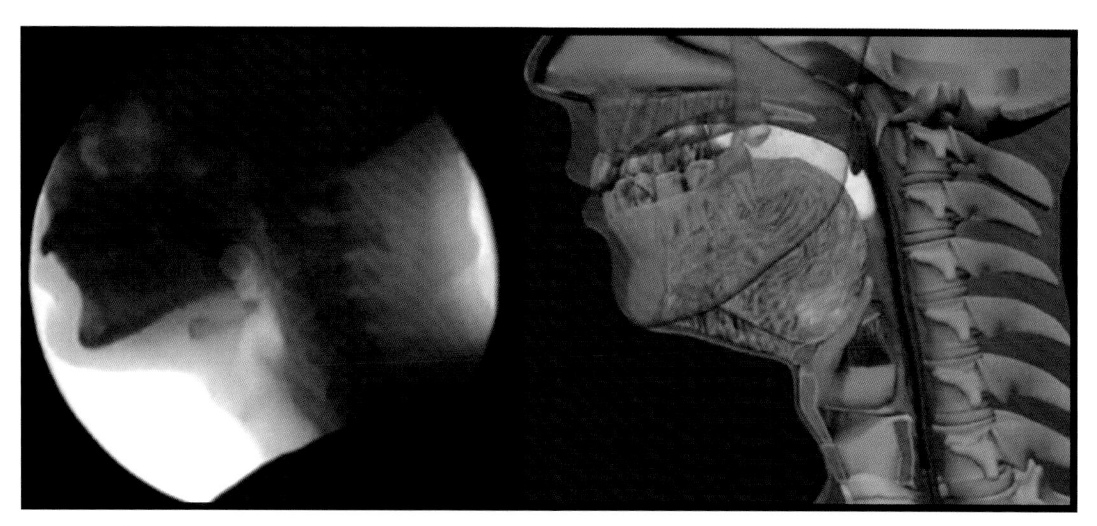

圖 11　【評估項目 6：咽部期吞嚥啟動】螢光透視吞嚥攝影影像和 3D 動畫圖。

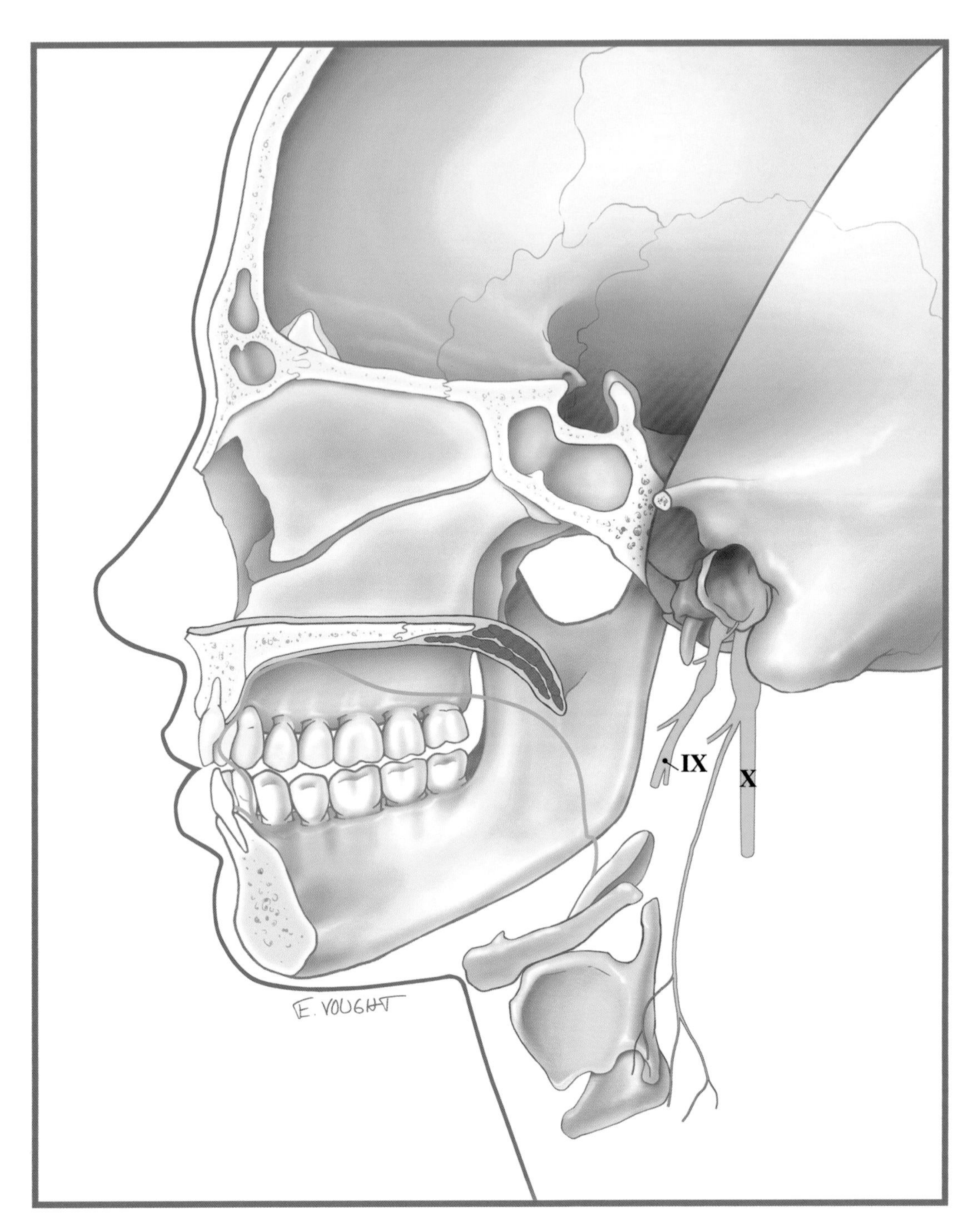

圖 12　**【評估項目 6：咽部期吞嚥啟動】相關的腦神經**。IX 為舌咽神經，X 為迷走神經。

咽部範疇（Pharyngeal Domain）

評估項目 7：軟腭上抬（及後縮）

在 MBSS 的側面 2D 螢光透視攝影影像上，吞嚥過程中，軟腭會上抬並後縮與後咽壁接觸（註：此時上咽縮肌也會向前移動與軟腭接觸）。軟腭與後咽壁（及側咽壁）完全密合在一起時，能夠避免食團逆流至鼻咽。此外，軟腭、咽壁和舌根的密合會共同產生強大的壓力，將食團往咽腔推送，並把經過咽部的食團完全清除。

表 7　MBSImP【評估項目 7：軟腭上抬】相關肌肉

功能群組	名稱	神經支配	動作
軟腭相關肌肉	**提腭帆肌（Levator veli palatini）**	CN X	使軟腭上抬、張力增加，以及後縮與後咽壁接觸。
	腭帆張肌（Tensor veli palatini）	CN V	
	懸雍垂肌（Musculus uvulae）	CN X	

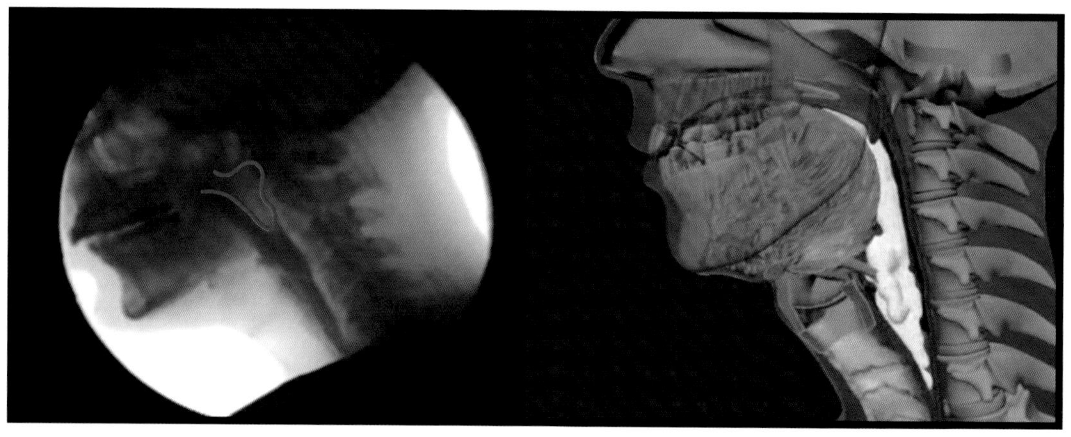

圖 13　【評估項目 7：軟腭上抬】螢光透視吞嚥攝影影像和 3D 動畫圖。

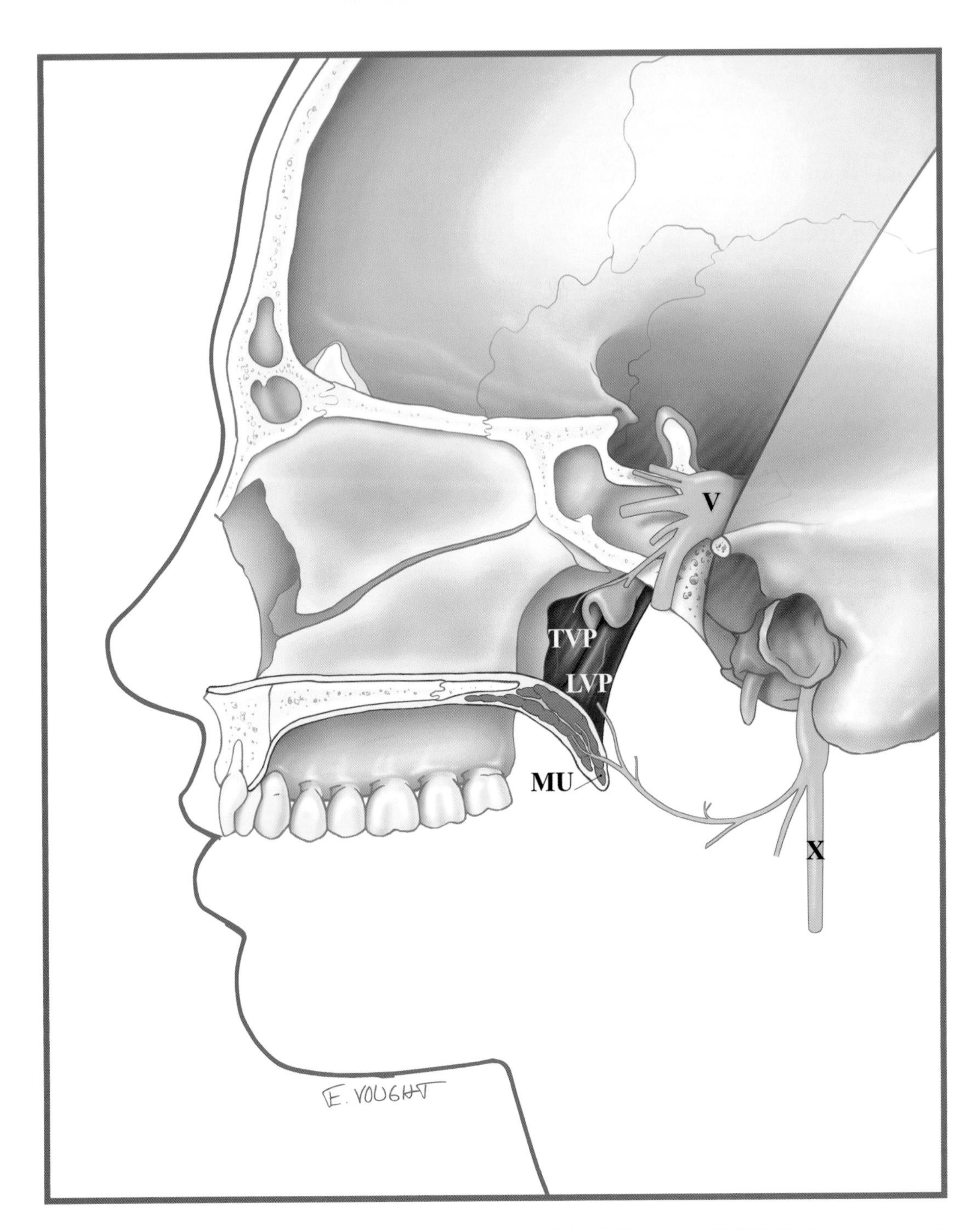

圖 14　**【評估項目 7：軟腭上抬】的相關肌肉與神經支配。**LVP-提腭帆肌（Levator veli palatini）；MU-懸雍垂肌（Musculus uvulae）；TVP-腭帆張肌（Tensor veli palatini）。V 為三叉神經，X 為迷走神經。

咽部範疇

評估項目 8：喉部上抬

喉部上抬是藉由甲狀舌骨肌的收縮（縮短）來完成。過去及近期文獻指出，由於咽部肌肉與喉部軟骨相連，故咽部肌肉的收縮（縮短）可能會影響喉部上抬。臨床證據也支持上述由解剖生理出發的想法，如：放射線治療或手術時，若對咽部肌肉造成損傷，會影響到喉部上抬動作。因此，在螢光透視吞嚥攝影的側面成像觀察喉部上抬動作，能夠間接了解咽部肌肉收縮狀況。

多年的臨床及研究經驗發現，若要從螢光透視吞嚥攝影影像來判斷喉部上抬程度是非常困難的，無論在病人或不同吞嚥障礙族群間，都無法找到可靠且有意義的評估判斷標準。從功能面來看，喉部上抬時可觀察到會厭軟骨彎折至水平位置（此為完全彎折階段之前最初的動作），同時還協助杓狀軟骨向下、向內及向前移動，與會厭軟骨柄（基部）碰觸，擋住喉部的入口，避免食物在通過咽部時掉入喉部。綜上所述，我們在評估喉部上抬時，與其使用那些耗時、未經嚴謹驗證、臨床效度不佳，或在距離測量上不斷斟酌的方式，不如以喉部上抬的功能性影響為考量，在會厭軟骨彎折至水平位置的時間點，聚焦於杓狀軟骨與會厭軟骨柄（基部）碰觸的程度，因為這些動作提供了第一線的呼吸道保護機制，是判斷喉部上抬程度是否足夠的關鍵。

<table>
<tr><th colspan="4">表 8　MBSImP【評估項目 8：喉部上抬】相關肌肉</th></tr>
<tr><th>功能群組</th><th>名稱</th><th>神經支配</th><th>動作</th></tr>
<tr><td rowspan="3">長形
咽部肌群</td><td>莖咽肌（Stylopharyngeus）</td><td>CN IX</td><td rowspan="3">使咽部收縮或張開。

喉部上抬 *。</td></tr>
<tr><td>耳咽管咽肌（Salpingopharyngeus）</td><td rowspan="2">CN X</td></tr>
<tr><td>腭咽肌（Palatopharyngeus）</td></tr>
<tr><td>舌骨下肌</td><td>甲狀舌骨肌（Thyrohyoid）</td><td>C1</td><td>使甲狀軟骨上抬，向舌骨方向靠近。</td></tr>
<tr><td rowspan="3">喉內肌群</td><td>甲杓肌（Thyroarytenoid）</td><td rowspan="3">CN X</td><td rowspan="3">使杓狀軟骨向下、向內、向前旋轉，並與凸起的會厭軟骨柄靠攏。

使真聲褶（真聲帶）閉合、喉室褶（假聲帶）向中線靠攏。</td></tr>
<tr><td>外側環杓肌（Lateral cricoarytenoid）</td></tr>
<tr><td>杓間肌（Interarytenoid）</td></tr>
</table>

* 喉部上抬使會厭軟骨彎折至水平位置。

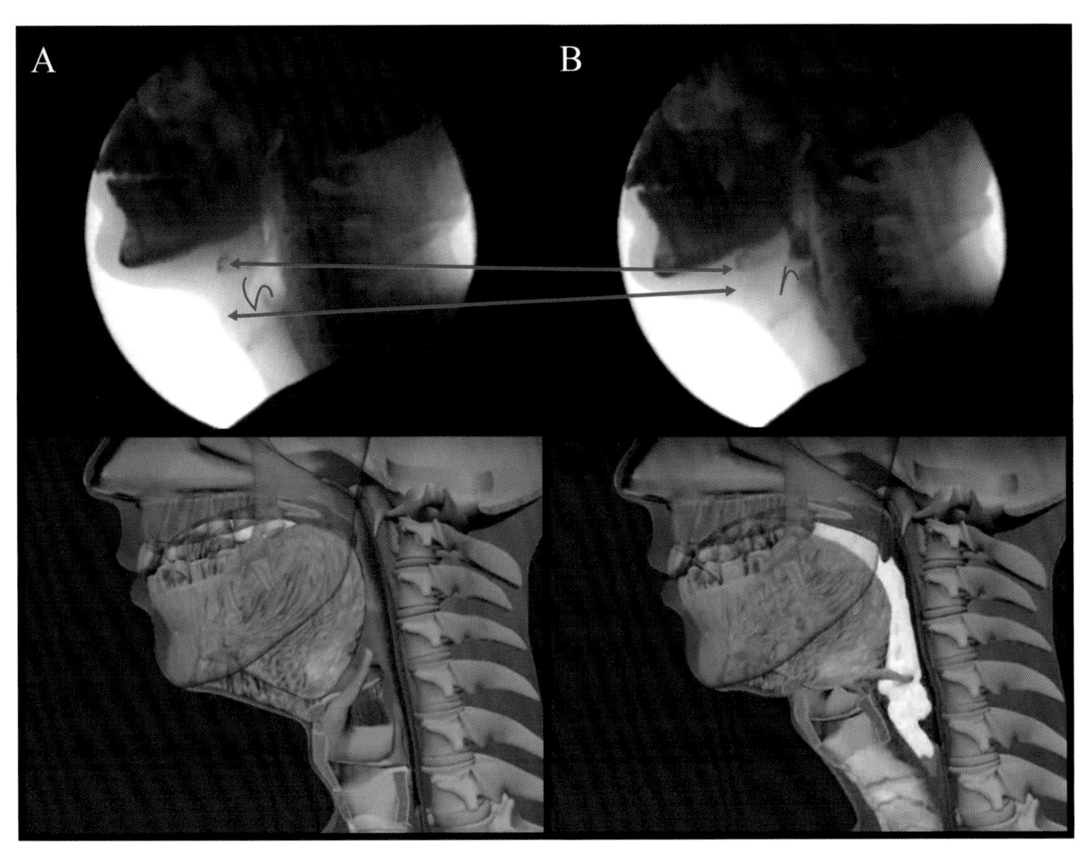

圖 15　【評估項目 8：喉部上抬】螢光透視吞嚥攝影影像和 3D 動畫圖。(A) 舌骨與喉部處於靜止狀態。(B) 舌骨與喉部達到最大位移。

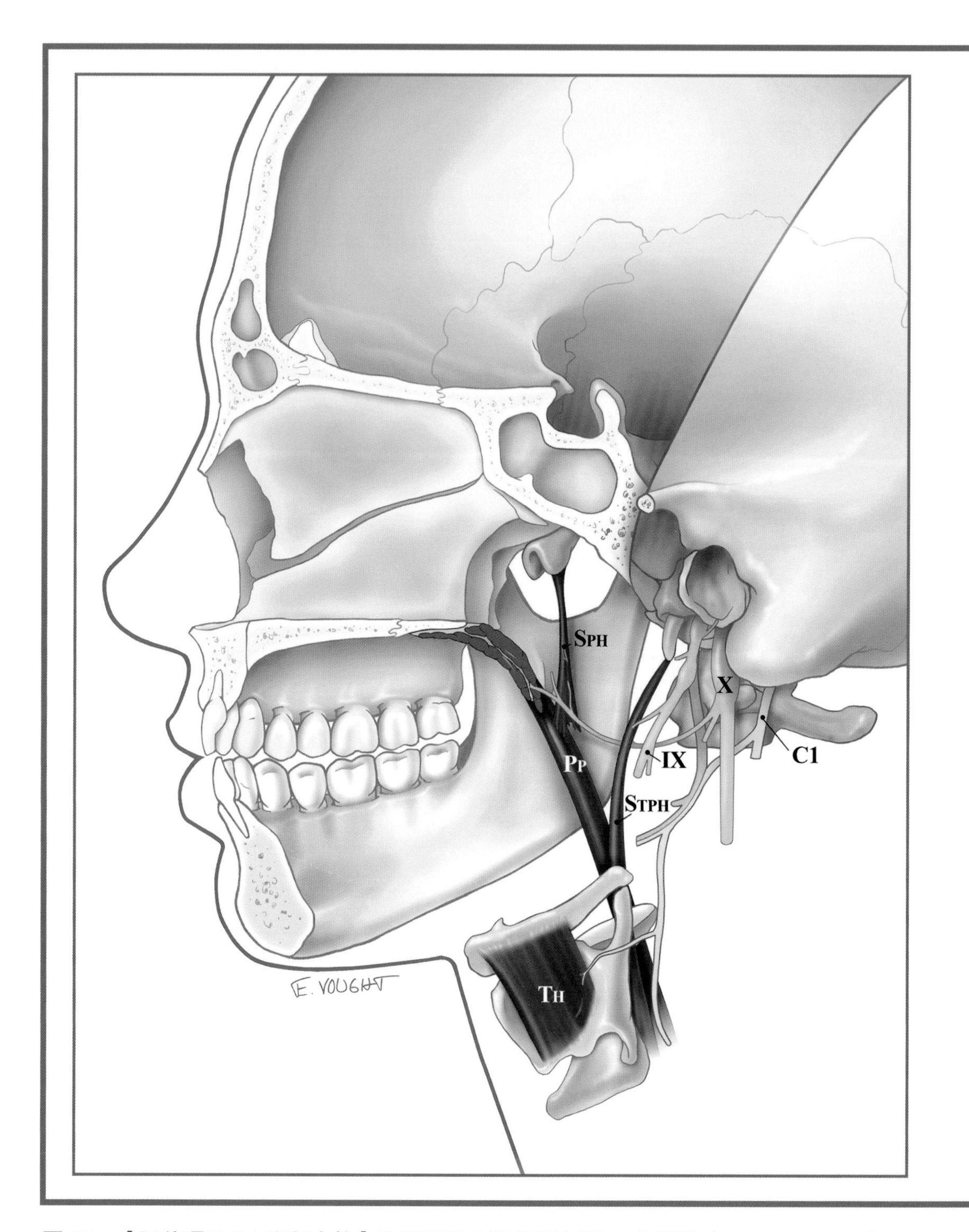

圖 16　【評估項目 8：喉部上抬】的相關肌肉與神經支配。I-杓間肌（Interarytenoid）；LC-外側環杓肌（Lateral cricoarytenoid）；PP-腭咽肌（Palatopharyngeus）；SPH-耳咽管咽肌（Salpingopharyngeus）；STPH-莖咽肌（Stylopharyngeus）；T-甲杓肌（Thyroary-

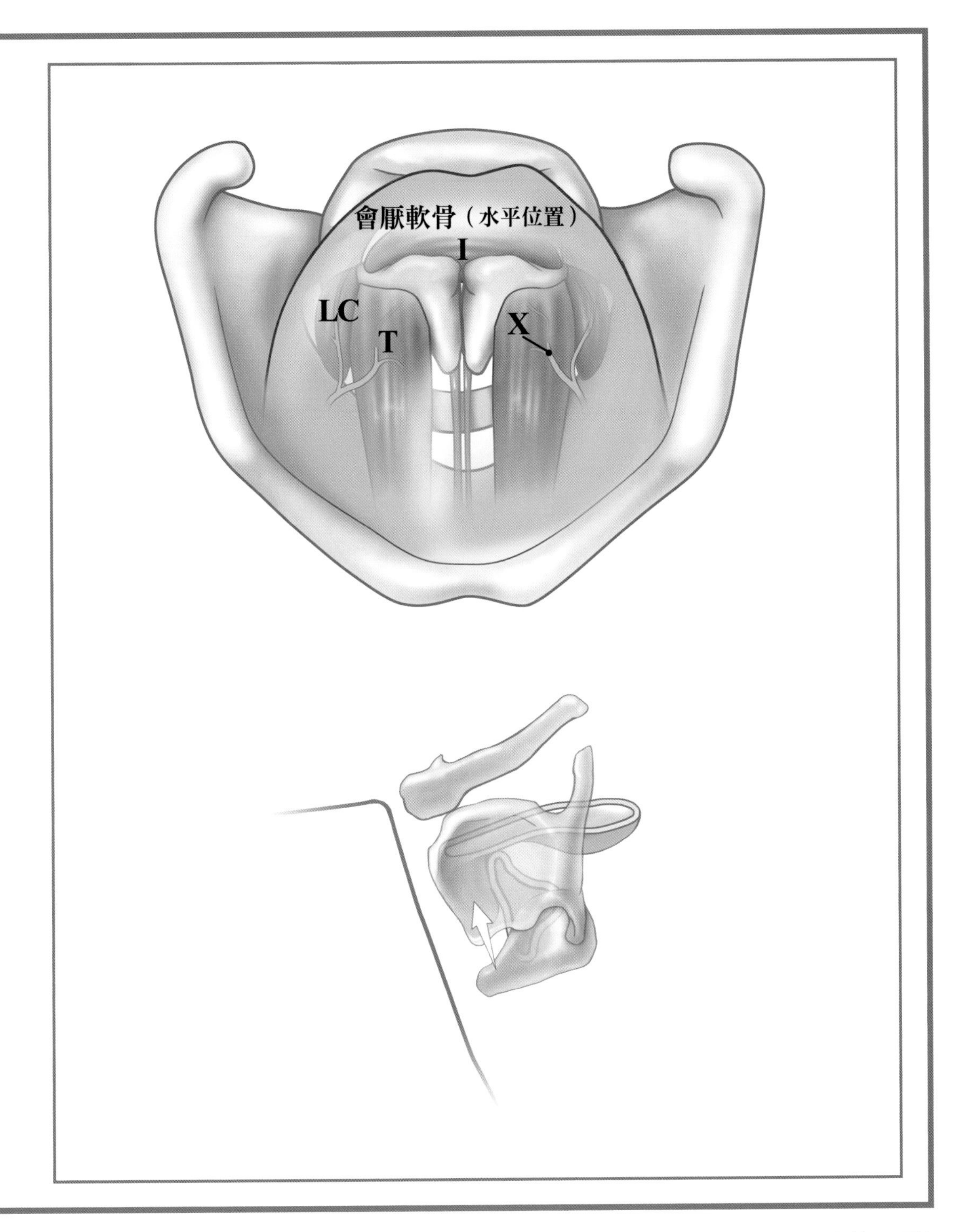

tenoid）；Th-甲狀舌骨肌（Thyrohyoid）。IX 為舌咽神經，X 為迷走神經。C1 為第一頸神經。

咽部範疇

評估項目 9：舌骨前移

舌骨向前移動的最大幅度（代表已達到咽部期吞嚥的最高點）與咽食道區段（pharyngoesophageal segment, PES）張開程度之間的關係已相當明確。除此之外，吞嚥過程中的舌骨前移也被認為有牽引的作用，能使會厭軟骨完全向下彎折（評估項目 10）。從解剖學上來看，舌骨和甲狀軟骨緊密相連，因此經常被視為一整個功能性部位（註：舌骨－喉複合體 [hyolaryngeal complex]）。

MBSS 檢查中，在判讀舌骨前移時，遇到的困境與判別喉部上抬程度時類似。許多舌骨前移的判斷方式，不僅費時、信度低，也未經臨床效度驗證。MBSImP 所採用的方法是藉由觀察甲狀軟骨與舌骨位置彼此間相對角度的變化，做為舌骨前移程度的判讀指標。當舌骨前移動作完整時，移動軌跡的角度會趨於銳角（小於 45 度）；若舌骨前移動作不完整，喉部軟骨與舌骨動作軌跡之間的連線會接近垂直線（大於 45 度，但小於 90 度）。雖然，大家普遍認為舌骨前移是影響咽食道區段張開（pharyngoesophageal segment opening, PESO ）的主要因素，然而在許多使用 MBSImP 為指標的檢查中，我們發現某些吞嚥障礙的病人即使沒有明顯的舌骨前移，PESO 的程度在功能上卻仍能讓液體及半固體食物通過，他們所展現的咽部代償性或適應性收縮動作或許有助於 PESO，但關於此部分的機轉仍尚未確定。

表 9　MBSImP【評估項目 9：舌骨前移】相關肌肉			
功能群組	**名稱**	**神經支配**	**動作**
舌骨上肌群	**頦舌骨肌（Geniohyoid）**	C1	使舌骨前移。
	下頜舌骨肌（Mylohyoid）	CN V	
	二腹肌（Digastricus）	前腹：CN V	

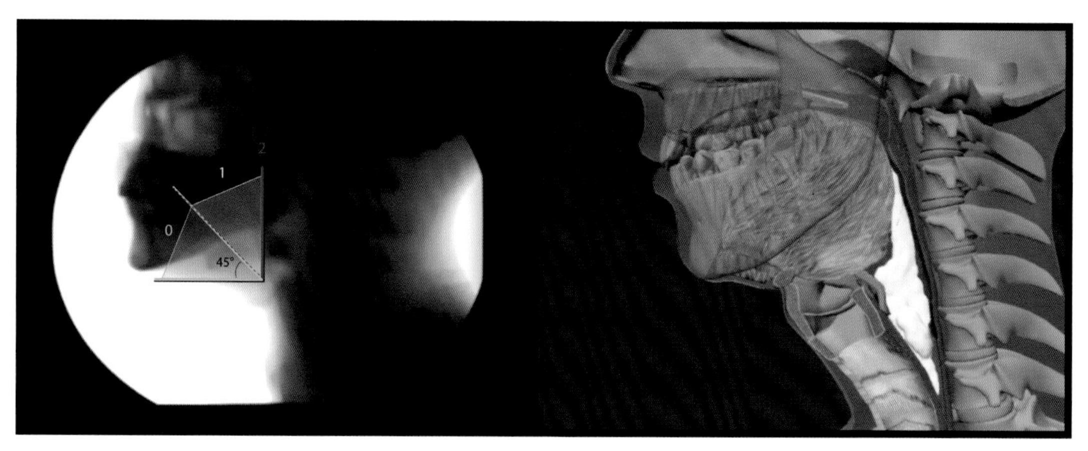

圖 17　【評估項目 9：舌骨前移】螢光透視吞嚥攝影影像和 3D 動畫圖。

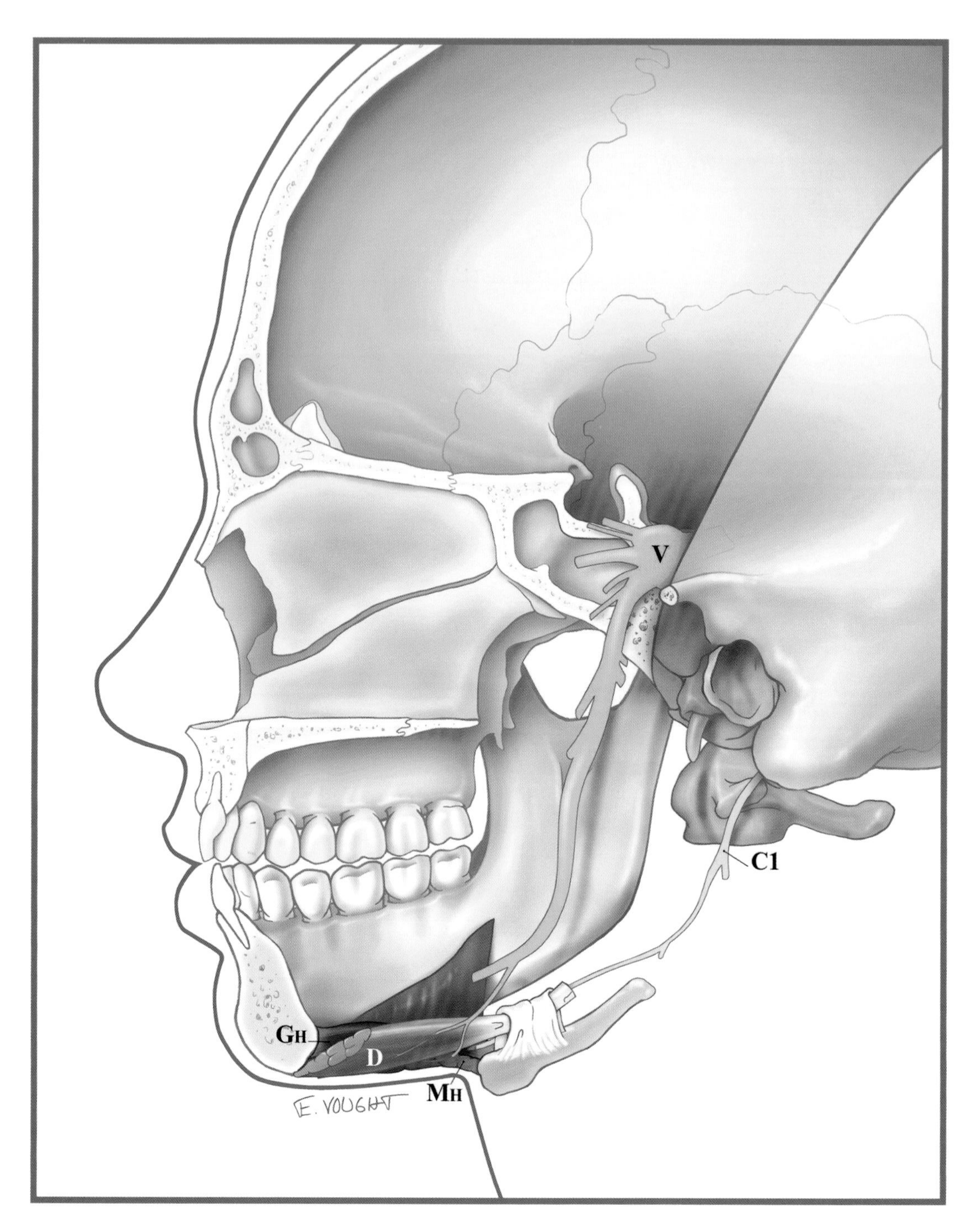

圖 18　【評估項目 9：舌骨前移】的相關肌肉與神經支配。D-二腹肌（Digastricus）；GH-頦舌骨肌（Geniohyoid）；MH-下頜舌骨肌（Mylohyoid）。V 為三叉神經。C1 為第一頸神經。

咽部範疇

評估項目 10：會厭軟骨移動（彎折）

會厭軟骨位在整個喉部的最上端，是無法自己移動的軟骨。會厭軟骨在靜止時並沒有特別的功能，但在食團通過咽部的吞嚥過程中，會厭軟骨會有兩階段的彎折動作，以協助調控食團的流速及保護喉部的入口。第一階段的彎折，是藉由喉部上抬（評估項目 8）來達成（甲狀會厭肌可能也有幫助，但此部分的機轉尚不明確）。正常健康、無吞嚥障礙的成人喉部上抬時，會使會厭軟骨彎折至水平的位置。第二階段的彎折，則是藉由舌骨－喉複合體的前移動作，讓會厭軟骨達到完全向下彎折。根據相關文獻及臨床觀察，對於舌骨前移（評估項目 9）有問題的吞嚥障礙病人來說，舌根後縮和向前移動的（中段）咽壁彼此相互接觸的動作，在功能性上與會厭軟骨彎折最有關聯。因此，對於那些舌骨前移不足或完全沒有舌骨前移動作的病人，在自我訓練或接受治療時，也許可藉由提升舌根後縮及後咽壁收縮的動作，以產生更大的壓力來幫助會厭軟骨彎折。

表 10　MBSImP【評估項目 10：會厭軟骨移動】相關肌肉			
功能群組	**名稱**	**神經支配**	**動作**
舌骨上肌群	**頦舌骨肌（Geniohyoid）**	C 1	使舌骨上抬前移，形成向上、向前的移動軌跡。
	下頷舌骨肌（Mylohyoid）	CN V	
	二腹肌（Digastricus）	前腹：CN V	
舌根相關肌群	舌骨舌肌（Hyoglossus）	CN XII	使舌根後縮。
	莖舌肌（Styloglossus）		
	腭舌肌（Palatoglossus）	CN X	
	中咽縮肌（Middle pharyngeal constrictor）		支持此表格所提到的其他肌肉動作，包括：喉部上抬、舌根後縮與後咽壁接觸的動作。
長形咽部肌群	腭咽肌（Palatopharyngeus）	CN X	使咽部縮短和張開。 使喉部上抬 *。
	耳咽管咽肌（Salpingopharyngeus）		
	莖咽肌（Stylopharyngeus）	CN IX	
舌骨下肌	甲狀舌骨肌（Thyrohyoid）	C1	使甲狀軟骨上抬，向舌骨方向靠近。

* 喉部上抬使會厭軟骨彎折至水平位置。

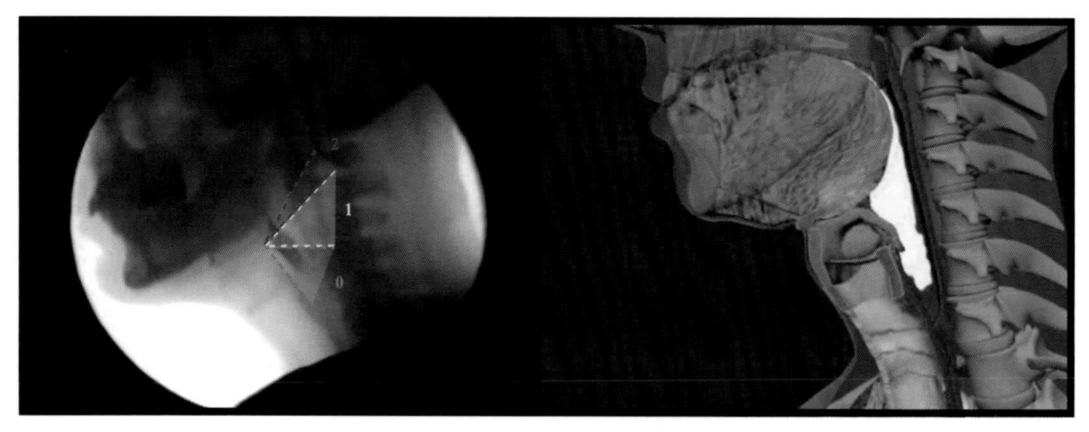

圖 19　【評估項目 10：會厭軟骨移動】螢光透視吞嚥攝影影像和 3D 動畫圖。

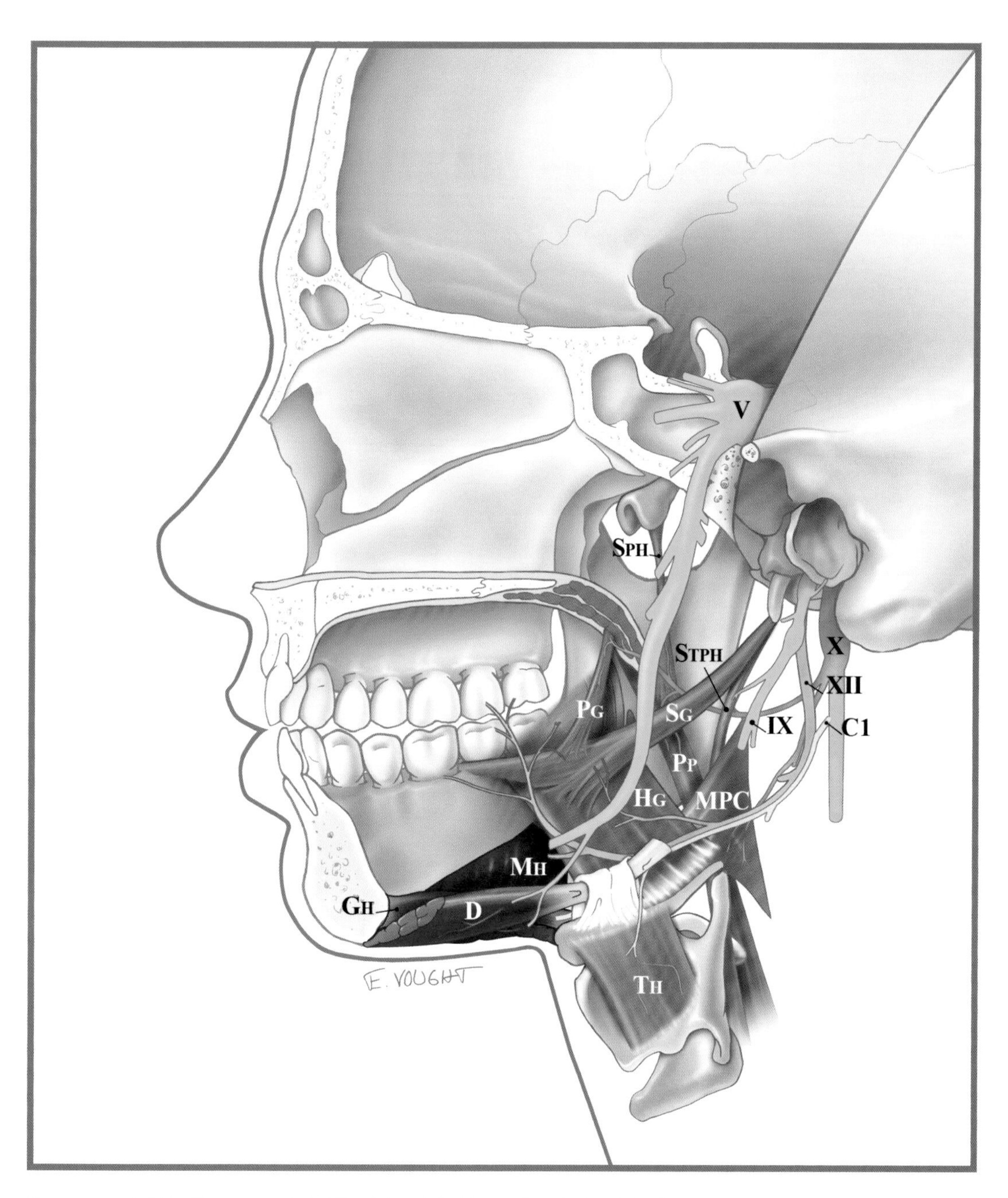

圖20　【評估項目 10：會厭軟骨移動】的相關肌肉與神經支配。D-二腹肌－前腹（Digastricus [anterior belly]）；GH-頦舌骨肌（Geniohyoid）；HG-舌骨舌肌（Hyoglossus）；MH-下頜舌骨肌（Mylohyoid）；MPC-中咽縮肌（Middle pharyngeal constrictor）；PG-腭舌肌（Palatoglossus）；PP-腭咽肌（Palatopharyngeus）；SG-莖舌肌（Styloglossus）；SPH-耳咽管咽肌（Salpingopharyngeus）；STPH-莖咽肌（Stylopharyngeus）；TH-甲狀舌骨肌（Thyrohyoid）。V 為三叉神經，IX 為舌咽神經，X 為迷走神經，XII 為舌下神經。C1 為第一頸神經。

咽部範疇

評估項目 11：喉前庭閉合（吞嚥高點）

喉部閉合可以分為早期及晚期的閉合。早期喉部閉合，發生在喉部上抬時（評估項目 8）；晚期閉合則發生在舌骨－喉部向前位移的最高點（評估項目 9），喉前庭在此時會緊緊地密合，這種緊密的閉合是透過喉部內部結構及外部機轉共同合作達成。喉部內部結構的閉合，包括真聲褶（真聲帶）閉合及喉室褶（假聲帶）向中線靠攏（無法直接於螢光透視攝影的側面成像觀察到）；外部機轉所造成的閉合，則包括會厭軟骨的完全彎折（評估項目 10）、舌根後縮（評估項目 15）與向前位移的後咽壁（評估項目 12）接觸等。臨床證據發現，病人可能因為有足夠的喉部上抬（於評估項目 8 得到 0 分，即杓狀軟骨與會厭軟骨柄完全接觸），使得早期的喉前庭閉合完整，此時會厭軟骨也彎折至水平位置；然而，卻因缺少良好、完整的舌骨－喉部前移動作，造成晚期的喉前庭閉合出現不同程度的障礙以及會厭軟骨向下彎折不完全。

表 11　MBSImP【評估項目 11：喉前庭閉合（吞嚥高點）】相關肌肉

功能群組	名稱	神經支配	動作
喉內肌群	甲杓肌（Thyroarytenoid）	CN X	使杓狀軟骨向下、向內、向前旋轉，並與凸起的會厭軟骨柄靠近（與評估項目 8：喉部上抬相關）。
	外側環杓肌（Lateral cricoarytenoid）		
	杓間肌（Interarytenoid）		使真聲褶（真聲帶）閉合、喉室褶（假聲帶）向中線靠攏。
舌根相關肌群	莖舌肌（Styloglossus）	CN XII	使舌根後縮，協助保護喉部入口。
	腭舌肌（Palatoglossus）	CN X	

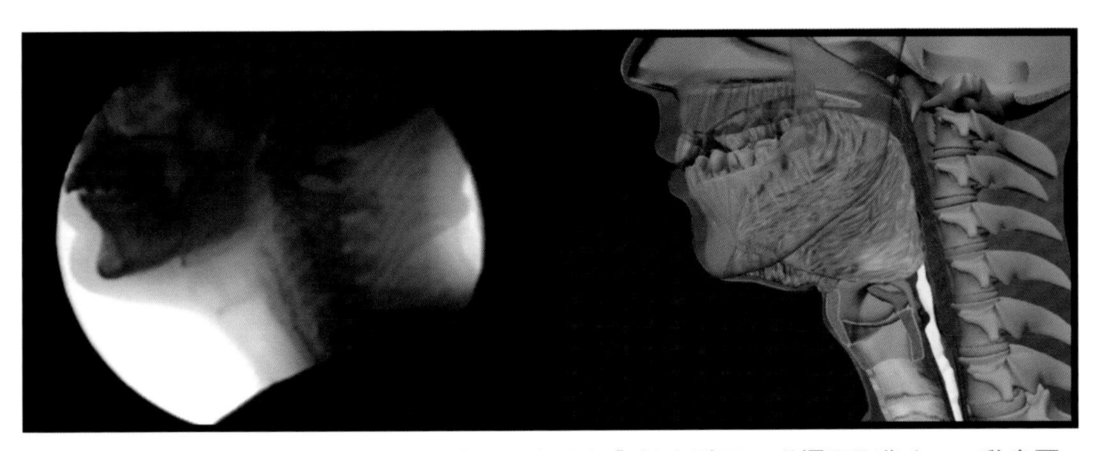

圖 21　【評估項目 11：喉前庭閉合（吞嚥高點）】螢光透視吞嚥攝影影像和 3D 動畫圖。

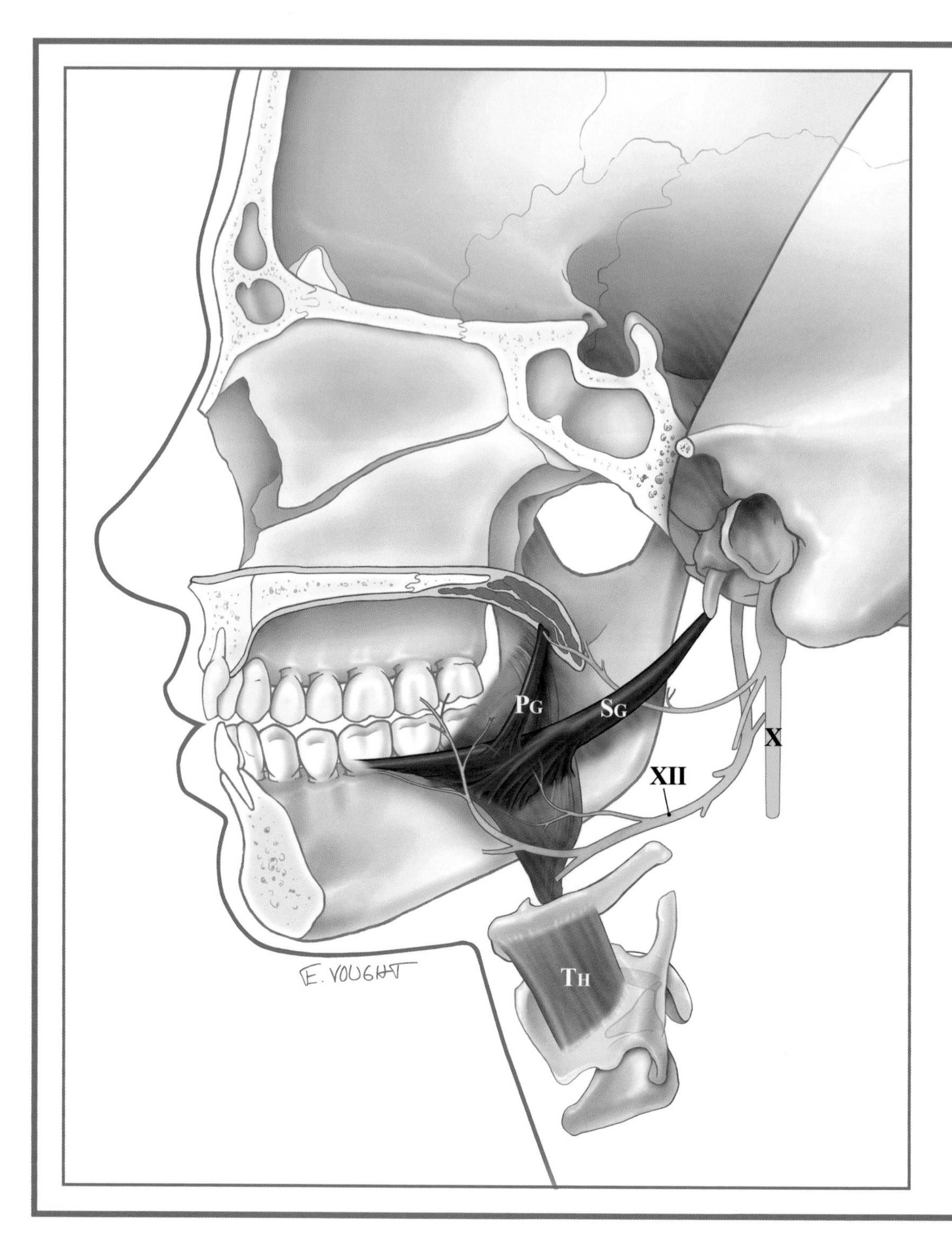

圖 22　**【評估項目 11：喉前庭閉合（吞嚥高點）】的相關肌肉與神經支配**。I-杓間肌（Interarytenoid）；LC-外側環杓肌（Lateral cricoarytenoid）；PG-腭舌肌（Palatoglossus）；SG-莖舌肌（Styloglossus）；T-甲杓肌（Thyroarytenoid）；TH-甲狀舌骨肌

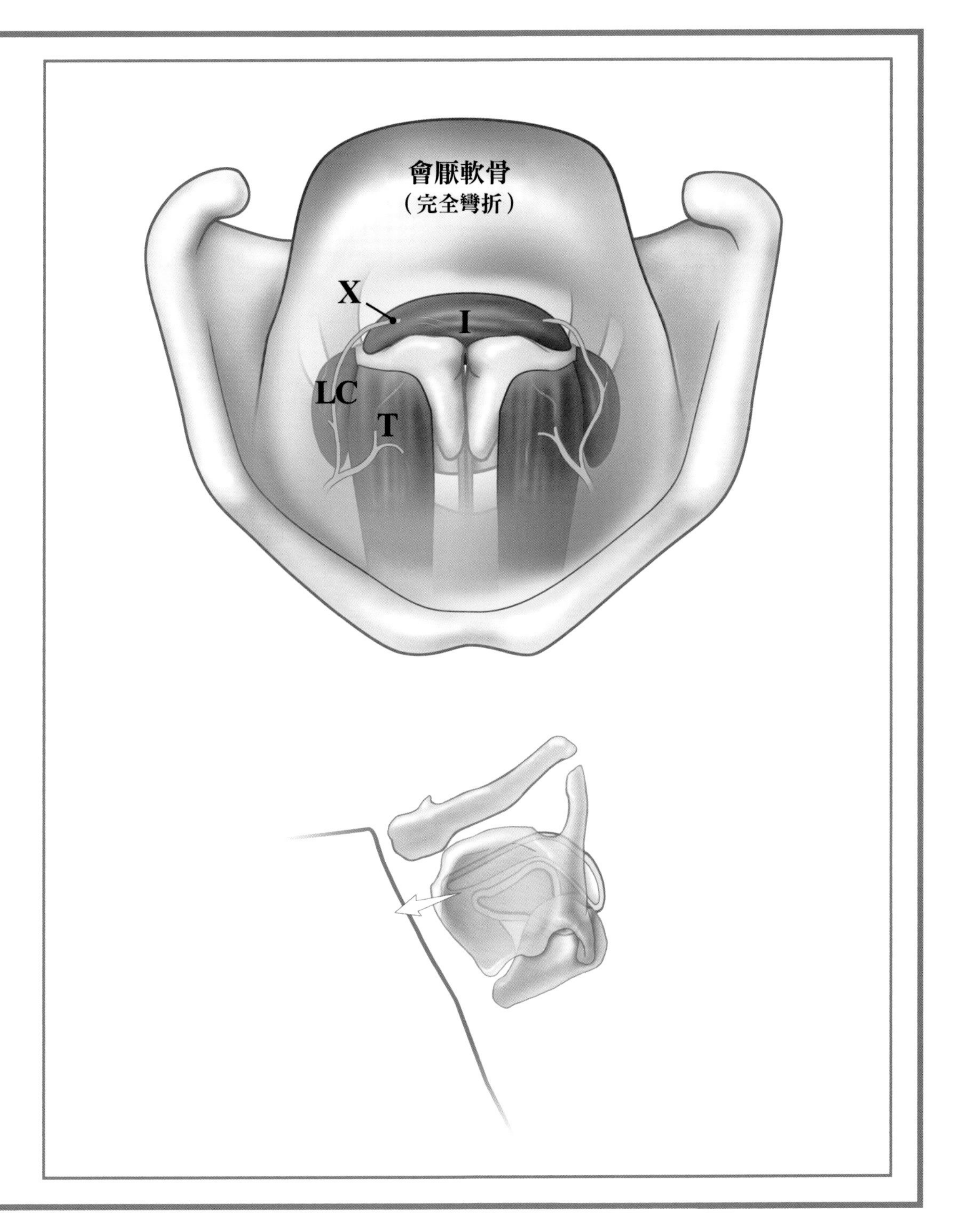

（Thyrohyoid）（評估項目 8：喉部上抬，與早期喉前庭閉合有關）。X 為迷走神經，XII 為舌下神經。

咽部範疇

評估項目 12：咽部推送波

咽部的推送動作，是藉由上咽縮肌、中咽縮肌及下咽縮肌一連串漸進式收縮達成的。這種咽部推送波開始於後咽壁由上而下、向前突起的動作，結束於咽食道區段（PES）的閉合，最後咽部與喉部回歸靜止狀態。過去，我們可能不太重視咽部推送、擠壓食團尾端的力量，但新的證據指出，這種咽部的推送動作，會與舌根（可能軟腭也參與協助）共同形成向下擠壓的壓力來清除咽部的食團。舌根後縮有問題的吞嚥障礙病人，為了讓食團推送更有效率，他們可能會發展出更大幅度的咽部推送動作來代償。此外，若病人沒有任何其他的口咽部吞嚥障礙，僅缺乏咽部推送波，在第一次吞嚥完成後，我們可能只會在後咽壁發現薄薄一層（lining）的食團殘留；但若病人除了咽部推送波有問題，同時又合併舌根後縮不足，可能就會在咽部凹陷處留下成團或大量的顯影劑（a collection or majority of contrast）殘留（評估項目 16）。

表 12　MBSImP【評估項目 12：咽部推送波】相關肌肉

功能群組	名稱	神經支配	動作
咽縮肌群	上咽縮肌（Superior pharyngeal constrictor）	CN X	藉著由上而下連續性的收縮，產生正壓推擠食團尾端。
	中咽縮肌（Middle pharyngeal constrictor）		
	下咽縮肌（Inferior pharyngeal constrictor）		

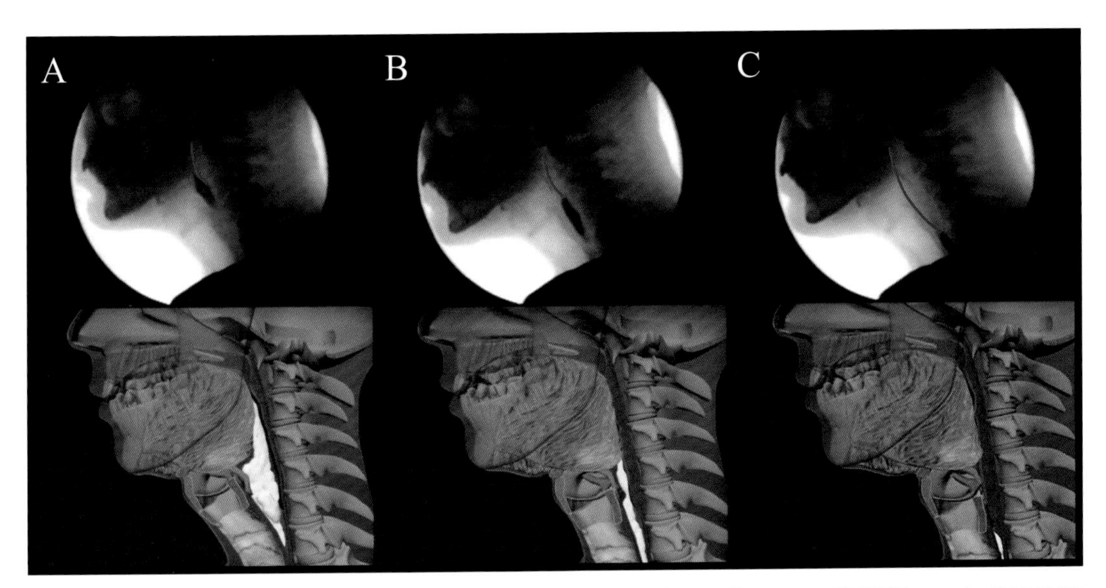

圖 23　【評估項目 12：咽部推送波】螢光透視吞嚥攝影影像和 3D 動畫圖。(A) 咽部推送波開始啟動，食團在咽部被推送。(B) 咽部推送波持續作用，此時食團前端進入頸椎段食道。(C) 咽部推送波的動作完成，食團尾端通過頸椎段食道。

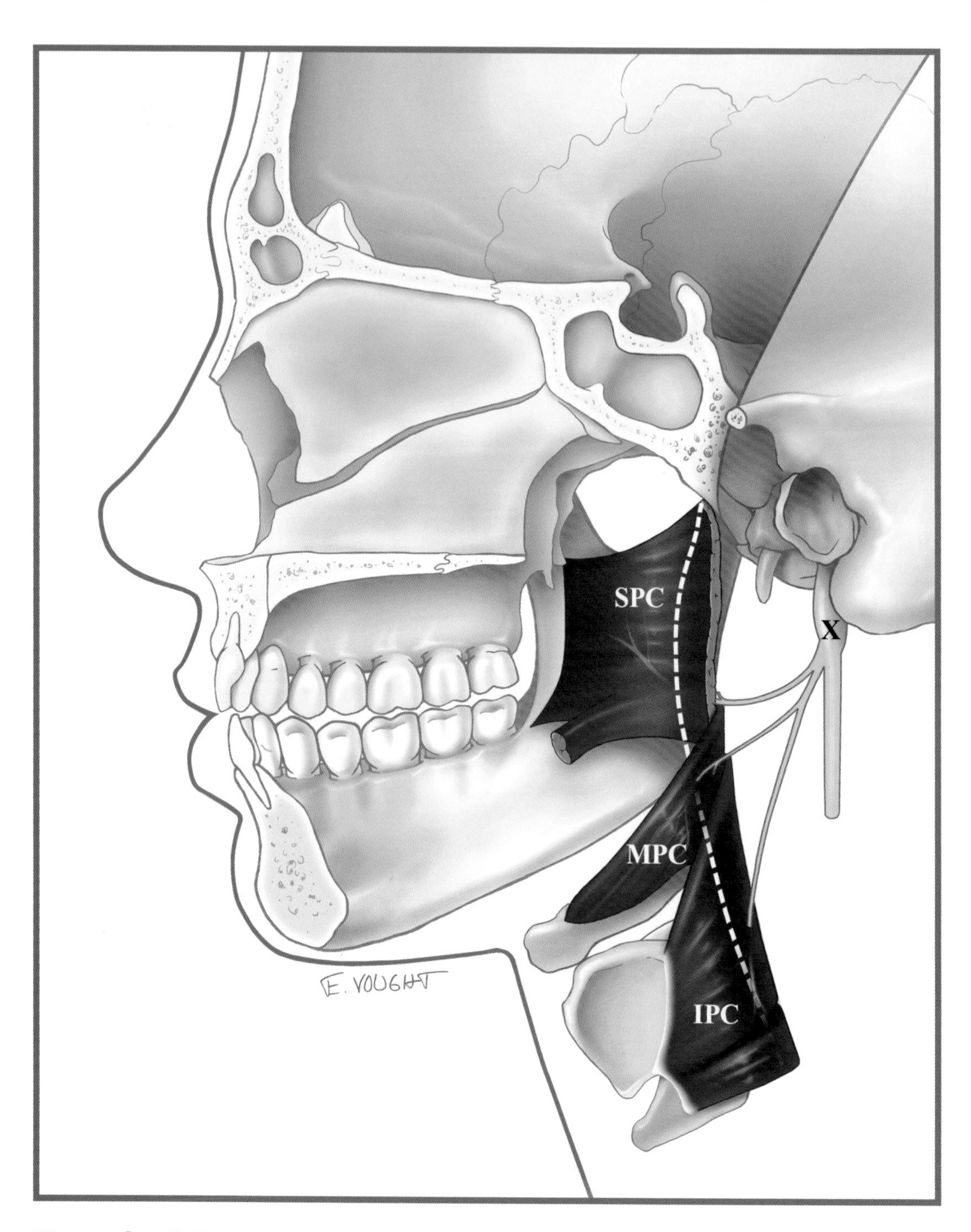

圖 24 【評估項目 12：咽部推送波】的相關肌肉與神經支配。IPC-下咽縮肌（Inferior pharyngeal constrictor）；MPC-中咽縮肌（Middle pharyngeal constrictor）； SPC-上咽縮肌（Superior pharyngeal constrictor）。X 為迷走神經。

咽部範疇

評估項目 13：咽部收縮（正面成像）

咽部收縮的動作包含咽部縮短（可於評估項目 8：喉部上抬的過程間接觀察到）及咽部推送（評估項目 12）兩個部分。咽部收縮的動作須從螢光透視攝影的正面成像（A/P view）來觀察評估。病人須盡可能維持頭部直立、正中的姿勢，才能得到最好的成像，以觀察咽部、喉部和頸椎段食道（cervical esophagus，即咽食道區段 [PES] 區域）。仔細觀察會發現，當咽部期吞嚥啟動後（評估項目 6），食團前端進入咽部時，咽部會縮短（上抬），喉部也會上抬（評估項目 8），此時我們或許也能在正面成像觀察到會厭軟骨彎折至水平位置。另外，我們也必須注意咽壁由上而下、擠壓食團尾端的動作（評估項目 12：觀察側面成像的咽部推送波），這個動作會將咽部的食團清除掉，同時繼續向下推送，最後抵達並通過 PES。

表 13　MBSImP【評估項目 13：咽部收縮】相關肌肉（正面成像所觀察到咽部縮短及推送的動作）

功能群組	名稱	神經支配	動作
咽縮肌群	上咽縮肌（Superior pharyngeal constrictor）	CN X	藉著由上而下連續性的收縮，產生正壓推擠食團尾端。
	中咽縮肌（Middle pharyngeal constrictor）		
	下咽縮肌（Inferior pharyngeal constrictor）		
長形咽部肌群	莖咽肌（Stylopharyngeus）	CN IX	使咽部縮短和張開。 使喉部上抬 *。
	耳咽管咽肌（Salpingopharyngeus）	CN X	
	腭咽肌（Palatopharyngeus）		

* 喉部上抬使會厭軟骨彎折至水平位置。

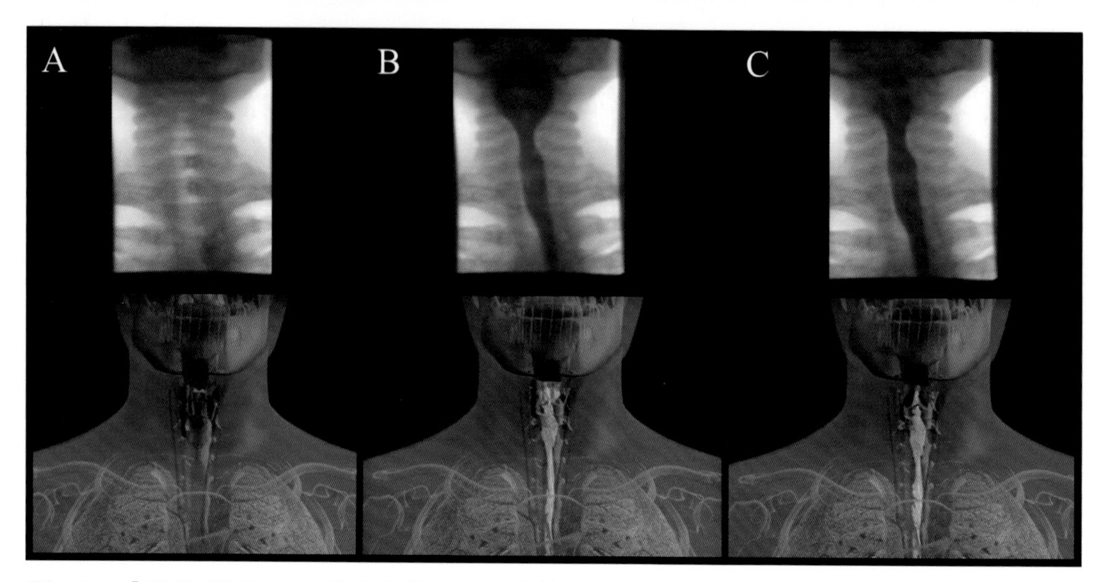

圖 25 【評估項目 13：咽部收縮（正面成像）】螢光透視吞嚥攝影影像和 3D 動畫圖。
(A) 咽部期吞嚥啟動前，咽部處於平靜狀態。(B) 當喉部上抬、咽部縮短時，食團經過PES，進入食道。(C) 完整的咽部收縮：咽壁兩側對稱地向中擠壓食團的尾端。

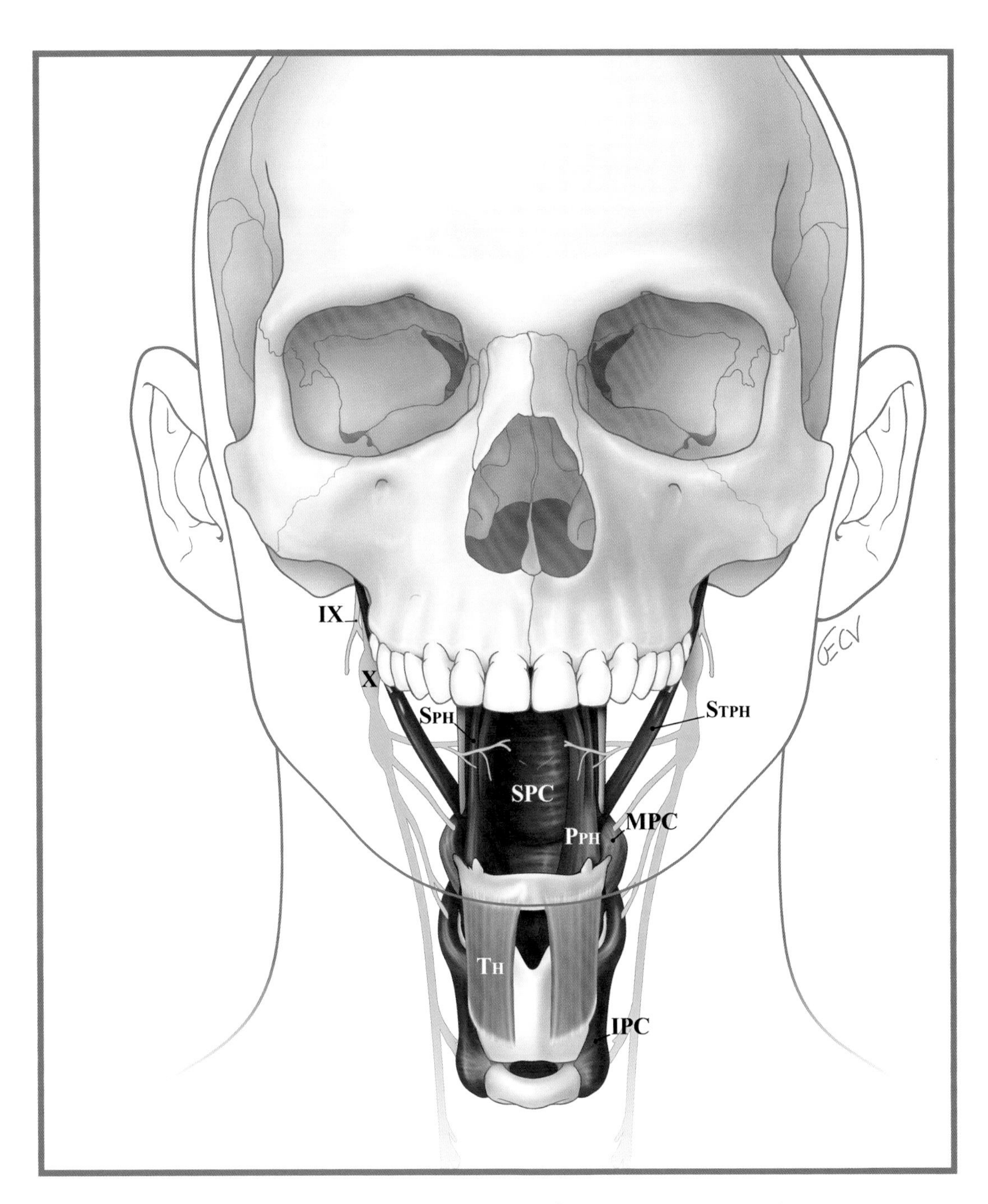

圖 26　【評估項目 13：咽部收縮（正面成像）】的相關肌肉與神經支配。IPC-下咽縮肌（Inferior pharyngeal constrictor）；MPC-中咽縮肌（Middle pharyngeal constrictor）；PPH-腭咽肌（Palatopharyngeus）；SPH-耳咽管咽肌（Salpingopharyngeus）；STPH-莖咽肌（Stylopharyngeus）；SPC-上咽縮肌（Superior pharyngeal constrictor）；TH-甲狀舌骨肌（Thyrohyoid）（評估項目8：喉部上抬，此與咽部縮短同時發生）。IX 為舌咽神經，X 為迷走神經。

咽部範疇

評估項目 14：咽食道區段張開

咽食道區段（PES）是由環咽肌（cricopharyngeus muscle, CPM）、下咽縮肌，以及環狀軟骨與後咽壁緊貼相連所組成的。CPM 在靜止時處於收縮狀態，以避免我們在呼吸時將空氣吞進食道，或防止食物由食道和胃逆流上來。CPM 會在咽部期吞嚥啟動時，接收由迷走神經傳來的運動指令而放鬆，但這並不會完全讓 PES 張開，而是使肌肉變得較為順應，讓來自舌骨－喉複合體（可能還有咽部）所產生的生物力學機轉將 PES 張開。由於吞嚥時，舌骨和喉部在功能運作上被視為一體，整個舌骨和喉部上抬前移時，將環狀軟骨拉離後咽壁。這種牽引的拉力與 CPM 的放鬆共同作用，讓 PES 完全張開形成左右對稱、沒有壓痕（indentation）的管狀結構，讓食團能順利通過。若牽引的拉力被中斷，可能會導致咽食道區段張開（PESO）的程度不夠或時間過短。若 PESO 程度足夠，但時間過短，食團會在尚未完全進入食道前就被阻斷。此時，我們可能觀察到顯影劑殘留在梨狀竇部位，使得「評估項目 16：咽部殘留」的得分較高（即功能較差）。

表 14　MBSImP【評估項目 14：咽食道區段張開】相關肌肉			
功能群組	**名稱**	**神經支配**	**動作**
咽食道區段（PES）	**環咽肌（Cricopharyngeus）**	CN X	靜止狀態時緊縮；吞嚥時放鬆，讓食團通過。
	下咽縮肌（Inferior pharyngeal constrictor）	CN X	PES 的功能性區域。
舌骨上肌群	二腹肌（Digastricus）	前腹：CN V	使舌骨上抬前移，形成向上、向前的移動軌跡，將環狀軟骨拉離後咽壁。
	頦舌骨肌（Geniohyoid）	C1	
	下頜舌骨肌（Mylohyoid）	CN V	
	莖舌骨肌（Stylohyoid）*	CN VII	
長形咽部肌群	莖咽肌（Stylopharyngeus）	CN IX	使咽部縮短，協助喉部上抬。
	耳咽管咽肌（Salpingopharyngeus）	CN X	
	腭咽肌（Palatopharyngeus）		
舌骨下肌	甲狀舌骨肌（Thyrohyoid）	C1	使甲狀軟骨上抬向舌骨靠近。

* 莖舌骨肌雖不是該功能群組的主要肌肉，但可協助舌骨上抬。

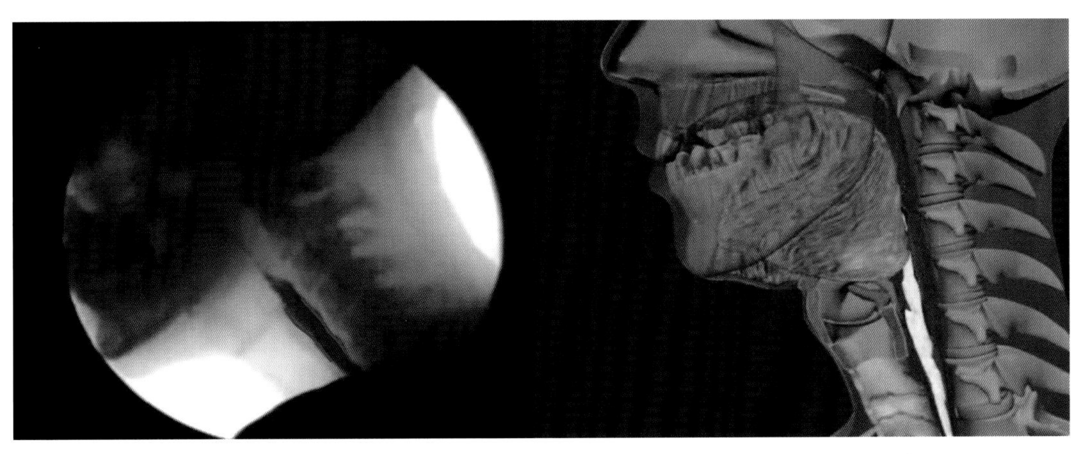

圖 27　【評估項目 14：咽食道區段張開】螢光透視吞嚥攝影影像和 3D 動畫圖。

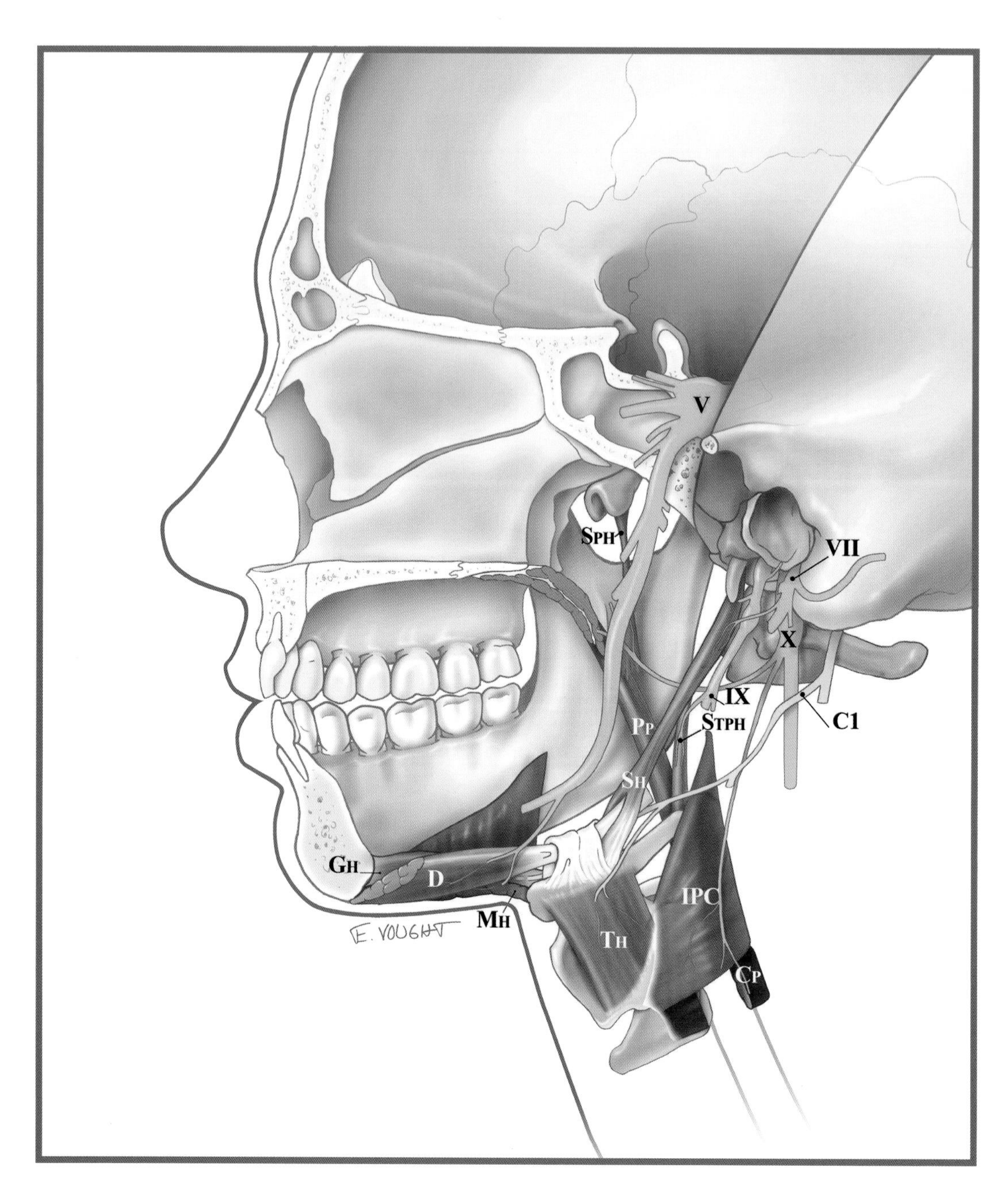

圖 28　【評估項目 14：咽食道區段張開】的相關肌肉與神經支配。 CP-環咽肌（Cricopharyngeus）；D-二腹肌－前腹（Digastricus [anterior belly]）；GH-頦舌骨肌（Geniohyoid）；IPC-下咽縮肌（Inferior pharyngeal constrictor）；MH-下頷舌骨肌（Mylohyoid）；PP-腭咽肌（Palatopharyngeus）；SPH-耳咽管咽肌（Salpingopharyngeus）；SH-莖舌骨肌（Stylohyoid）；STPH-莖咽肌（Stylopharyngeus）；TH-甲狀舌骨肌（Thyrohyoid）。V 為三叉神經，VII 為顏面神經，IX 為舌咽神經，X 為迷走神經。C1 為第一頸神經。

咽部範疇

評估項目 15：舌根後縮

舌根後縮一直被視為是產生正壓作用於食團尾端的主要來源，因此在清除咽部食團的過程中扮演了關鍵性的角色。此外，當舌頭向後移動時，會與會厭軟骨彎折以及杓狀軟骨向內、向前移動的動作，共同協助保護喉部的入口。故舌根後縮也被視為呼吸道保護的機轉之一。舌根後縮時，應該要能與向前移動的咽壁中段（評估項目 12：咽部推送波）完全靠攏。若吞嚥障礙的病人只有舌根後縮的部分出問題，我們可能在會厭谿和舌根處觀察到食團殘留（評估項目 16：咽部殘留）。

表 15　MBSImP【評估項目 15：舌根後縮】相關肌肉

功能群組	名稱	神經支配	動作
舌外肌群	莖舌肌（**Styloglossus**）	CN XII	使舌根後縮 *。
	腭舌肌（**Palatoglossus**）	CN X	
咽縮肌	中咽縮肌（Middle pharyngeal constrictor）	CN X	使咽部中段收縮向舌根靠近 *。

* 舌根與後咽壁相互觸碰，將壓力作用於食團尾端（軟腭也可能提供協助）。

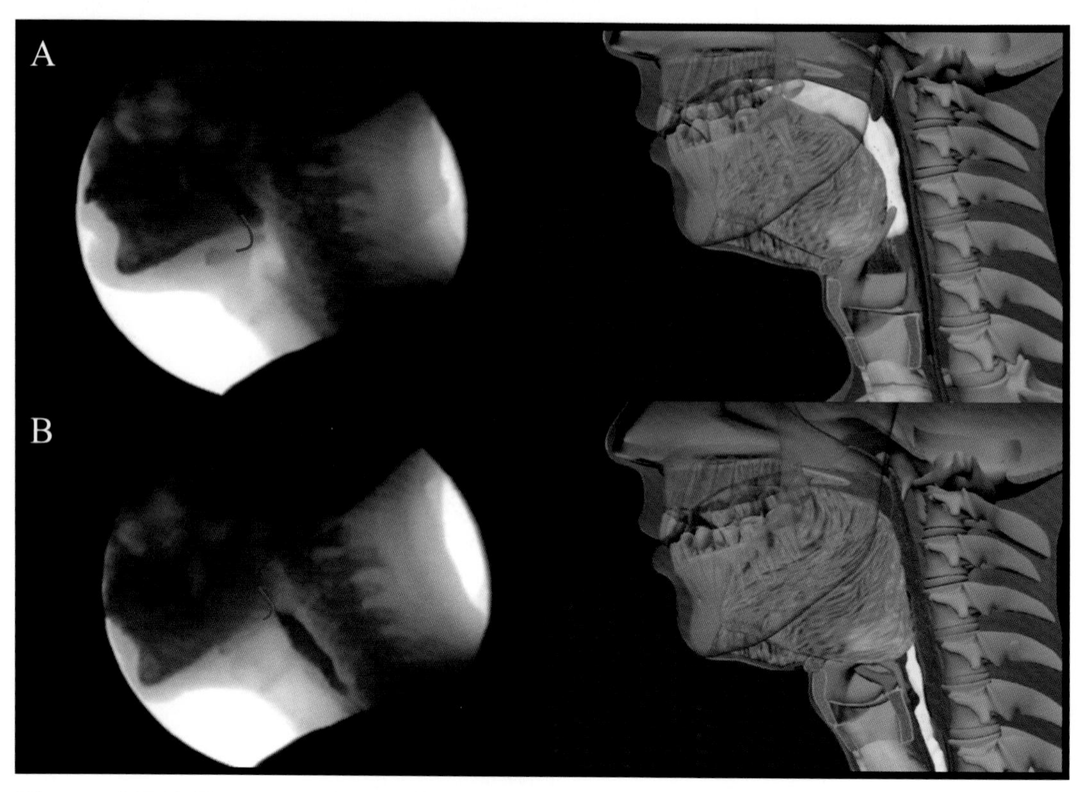

圖 29　【評估項目 15：舌根後縮】螢光透視吞嚥攝影影像和 3D 動畫圖。(A) 咽部期吞嚥啟動前，舌根處於靜止狀態。(B) 舌根與向前移動的後咽壁完全接觸。

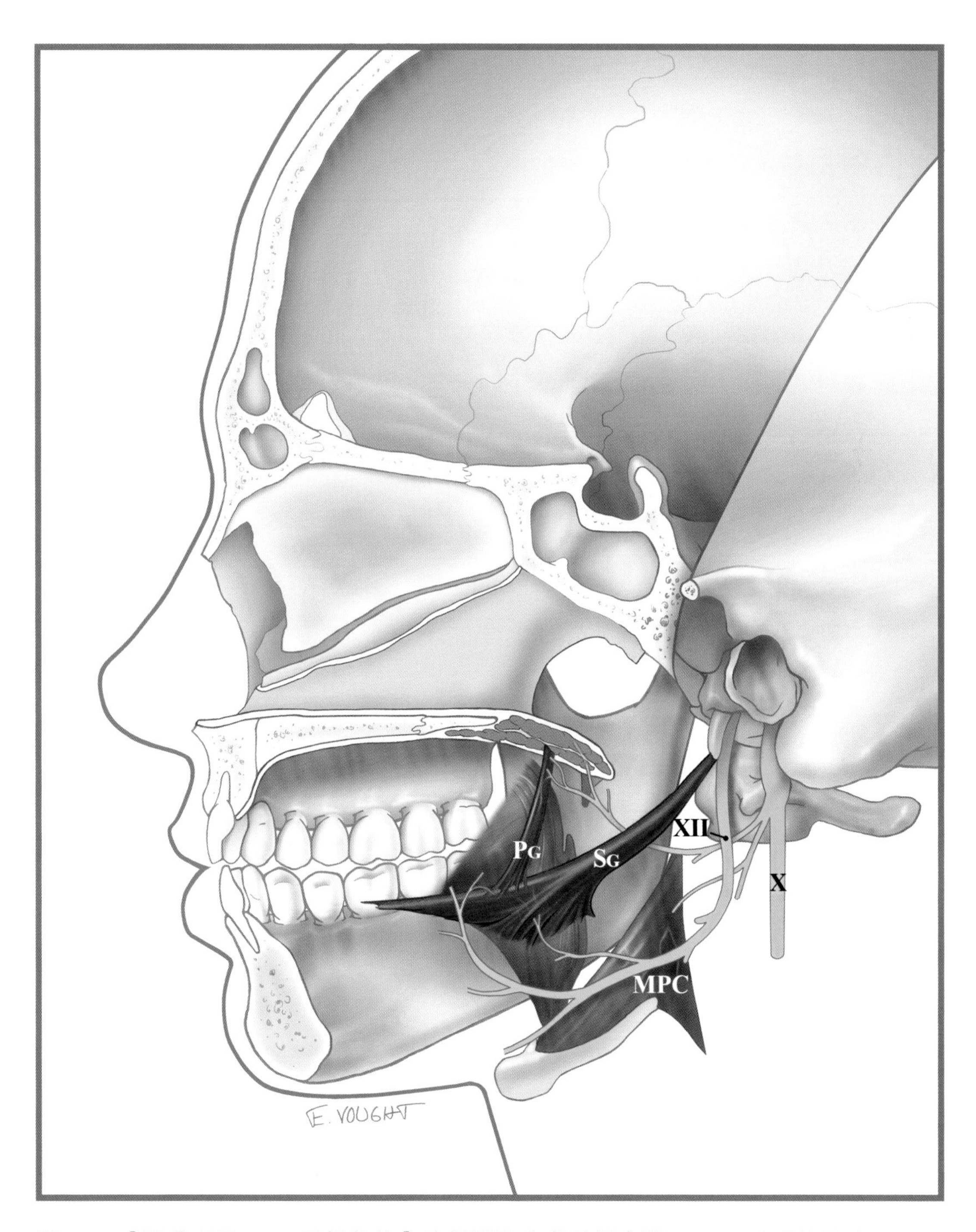

圖 30　【評估項目 15：舌根後縮】的相關肌肉與神經支配。MPC-中咽縮肌（Middle pharyngeal constrictor）；PG-腭舌肌（Palatoglossus）；SG-莖舌肌（Styloglossus）。X 為迷走神經，XII 為舌下神經。

咽部範疇

評估項目 16：咽部殘留

如同口腔殘留（評估項目 5），放射影像中觀察到的咽部殘留也是吞嚥障礙的生理表現。「咽部殘留」與其他咽部障礙的評估項目及一些病人成效測量之間，均有顯著的相關性。儘管由 2D 影像觀察 3D 立體的腔室有諸多的困難和限制，但我們仍能夠藉由視知覺觀察測量的方式，達到相當好的信度與外在效度。咽部殘留是指殘留在咽部結構內或表面上的顯影劑，通常會多於結構表面薄薄一層的正常披覆量（beyond lining or coating of structures）。一般來說，食團的殘留很少只出現在咽部的某一處，通常會有多處的食團殘留，因為病人的吞嚥功能出現問題或障礙，經常不僅侷限在單一面向上。顯影劑在咽部殘留的可能位置，包括了會厭谿（由舌根後縮不足造成的，有時候也可能是因為咽壁的推送動作減損，或會厭軟骨彎折不足所造成）、後咽壁（咽部推送波不足，有時候也可能是 PESO 不足所造成），以及梨狀竇（PESO 程度不足、時間過短，抑或兩者皆出現問題所導致）。

表 16　MBSImP【評估項目 16：咽部殘留】相關肌肉

功能群組	名稱	神經支配	動作
咽食道區段（PES）	**環咽肌（Cricopharyngeus）**	CN X	靜止狀態時緊縮；吞嚥時放鬆，讓食團通過。
	下咽縮肌（Inferior pharyngeal constrictor）		藉由連續由上而下的收縮，產生正壓推擠食團尾端。
咽縮肌群	**上咽縮肌（Superior pharyngeal constrictor）**		
	中咽縮肌（Middle pharyngeal constrictor）		
舌根肌群	**舌骨舌肌（Hyoglossus）**	CN XII	使舌根後縮。
	莖舌肌（Styloglossus）		
	腭舌肌（Palatoglossus）	CN X	
長形咽部肌群	莖咽肌（Stylopharyngeus）	CN IX	使咽部縮短和張開。 使喉部上抬 *。
	耳咽管咽肌（Salpingopharyngeus）	CN X	
	腭咽肌（Palatopharyngeus）		
舌骨上肌群	頦舌骨肌（Geniohyoid）	C1	使舌骨上抬前移，形成向上、向前的移動軌跡。
	下頜舌骨肌（Mylohyoid）	CN V	
	二腹肌（Digastricus）	前腹：CN V	
	莖舌骨肌（Stylohyoid）**	CN VII	
舌骨下肌	甲狀舌骨肌（Thyrohyoid）	C1	使甲狀軟骨上抬向舌骨靠近。

* 喉部上抬使會厭軟骨彎折至水平位置。
** 莖舌骨肌雖不是該功能群組的主要肌肉，但可協助舌骨上抬。

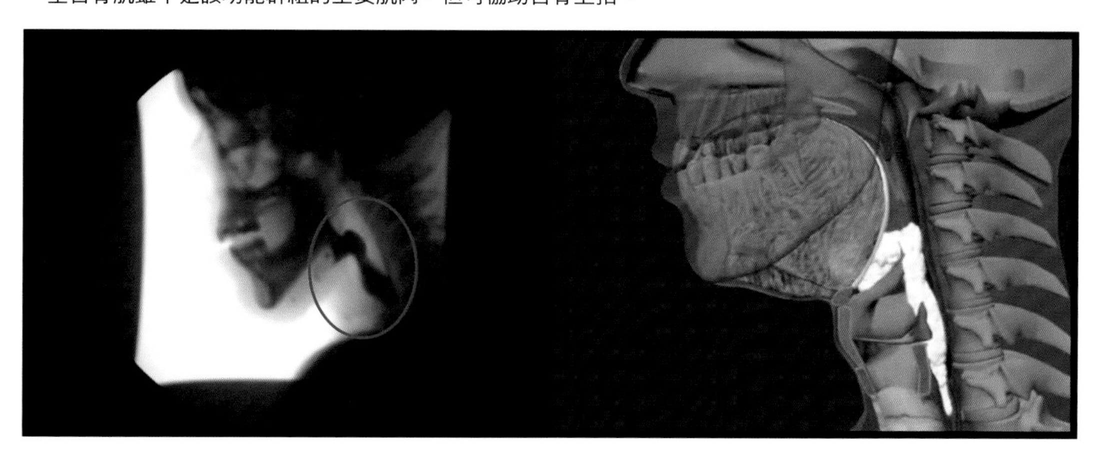

圖 31　【評估項目 16：咽部殘留】螢光透視吞嚥攝影影像和 3D 動畫圖。

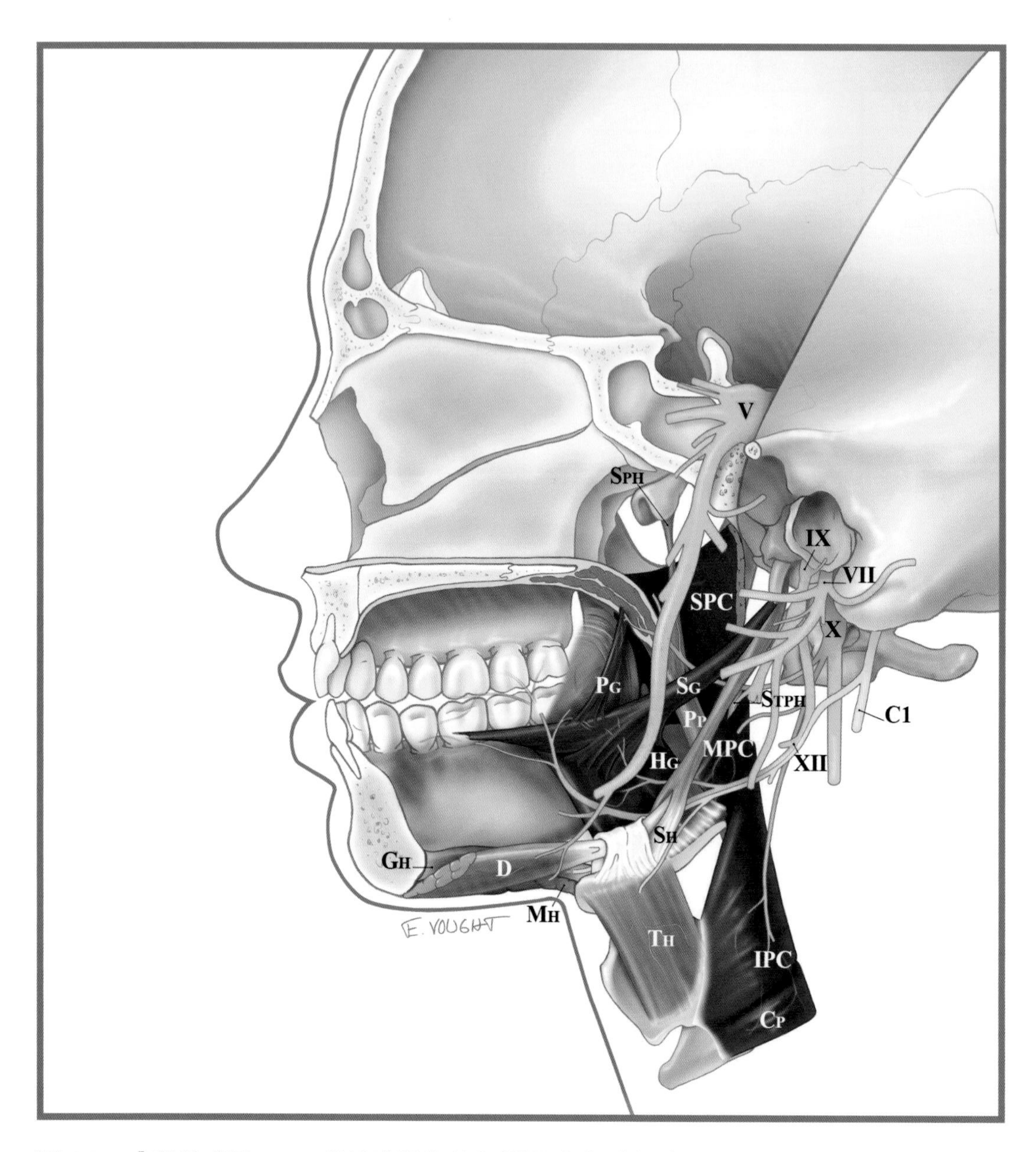

圖 32 【評估項目 16：咽部殘留】的相關肌肉與神經支配。CP-環咽肌（Cricopharyngeus）；D-二腹肌－前腹（Digastricus [anterior belly]）；GH-頦舌骨肌（Geniohyoid）；HG-舌骨舌肌（Hyoglossus）；IPC-下咽縮肌（Inferior pharyngeal constrictor）；MPC-中咽縮肌（Middle pharyngeal constrictor）；MH-下頷舌骨肌（Mylohyoid）；PG-腭舌肌（Palatoglossus）；PP-腭咽肌（Palatopharyngeus）; SPH-耳咽管咽肌（Salpingopharyngeus）；SG-莖舌肌（Styloglossus）；SH-莖舌骨肌（Stylohyoid）；STPH-莖咽肌（Stylopharyngeus）；SPC-上咽縮肌（Superior pharyngeal constrictor）；TH-甲狀舌骨肌（Thyrohyoid）。V 為三叉神經，VII 為顏面神經，IX 為舌咽神經，X 為迷走神經，XII 為舌下神經。C1 為第一頸神經。

食道範疇（Esophageal Domain）

評估項目 17：食道清除（直立姿勢）

語言治療師（SLP）在評估食道功能時，只針對直立或坐臥姿勢下的食道清除功能進行觀察與評估。食道清除功能若出現障礙，可能會影響到口咽部吞嚥以及後續的治療計畫擬定。MBSS 或 MBSImP 的評估設計，皆不是用來評估食道**動力（motility）**或食道結構的異常。食道動力學檢查需要排除吞嚥時重力造成的影響；然而，語言治療師在進行 MBSS 檢查時，關心的是實際情境中重力協助之下的吞嚥表現，還經常會藉由重力來評估及選擇有效的代償姿勢與策略。此外，MBSS 對胃食道逆流的偵測並不敏感，若懷疑有逆流的問題，應轉介專科醫師安排合適的檢查。軟組織結構問題的診斷，也不包含在語言治療師的業務範疇內。當發現食道的食團推送過程受到阻斷，或食團由食道逆流回咽部的狀況，須請放射科醫師及轉介醫師盡速針對問題進行解決。

食道清除是由食道的初級蠕動波（primary peristaltic wave）形成正壓，作用於食團的尾端，與口咽部吞嚥的狀況類似。蠕動波從最初的橫紋肌收縮，約在主動脈弓附近的胸椎段食道過渡到平滑肌。在腸胃科文獻中有許多針對此過渡區段的相關研究，因為這個區段的壓力較弱，造成顯影劑（特別是黏稠狀或半固體的顯影劑）經常在此處遲滯數秒。下食道區段（lower esophageal segment, LES）是由平滑肌構成，會在環咽肌（CPM）放鬆時同時放鬆，然而，與咽食道區段（PES）不同的地方是，LES 的張開並不需要生物力學機轉的協助，就能讓食團通過進入胃中。LES 在胃食道交界（gastroesophageal junction）的解剖與功能上均扮演了重要的角色，其與橫膈腳（crural diaphragm）及腹內壓（intra-abdominal pressure）同為防止胃食道逆流的屏障。

表 17　MBSImP【評估項目 17：食道清除】相關肌肉		
名稱	**神經支配**	**動作**
食道縱走肌及環走肌（**Longitudinal and circular muscles of the esophagus**）	CN X 腸肌叢（Myenteric plexus）	初級及次級蠕動收縮。

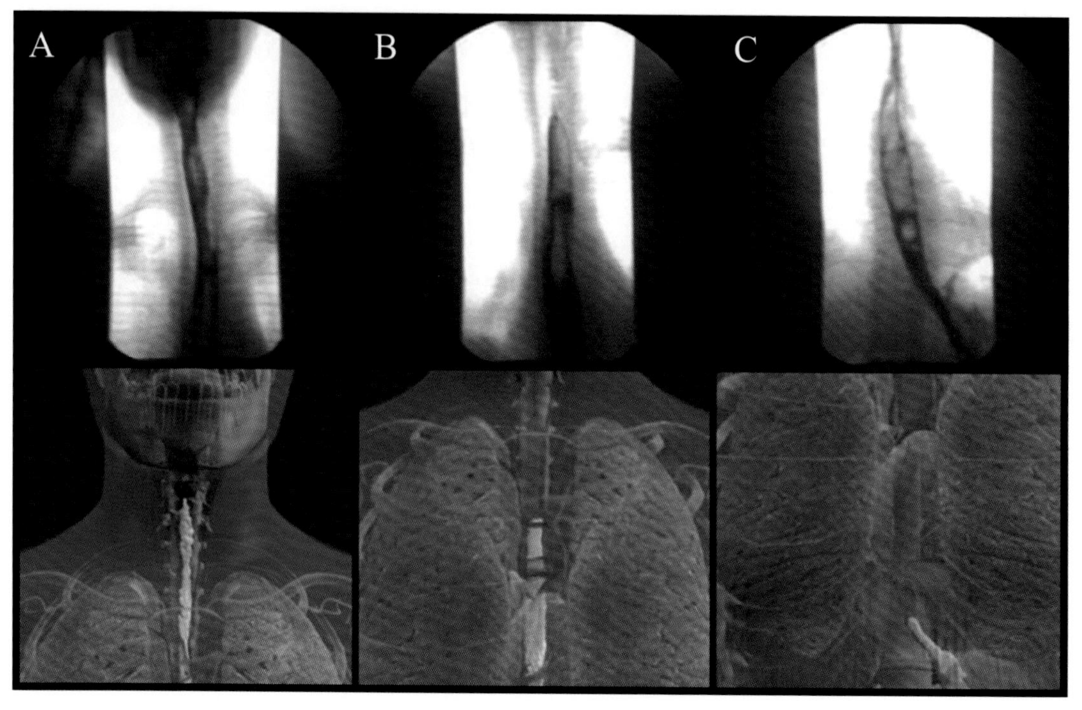

圖 33　【評估項目 17：食道清除（正面成像）】螢光透視吞嚥攝影影像和 3D 動畫圖。 (A) 食團經由咽食道區段（PES）進入食道。(B) 初級蠕動波於食團尾端施加正壓，推送食團通過食道。(C) 食團經由下食道區段（LES）進到胃部。

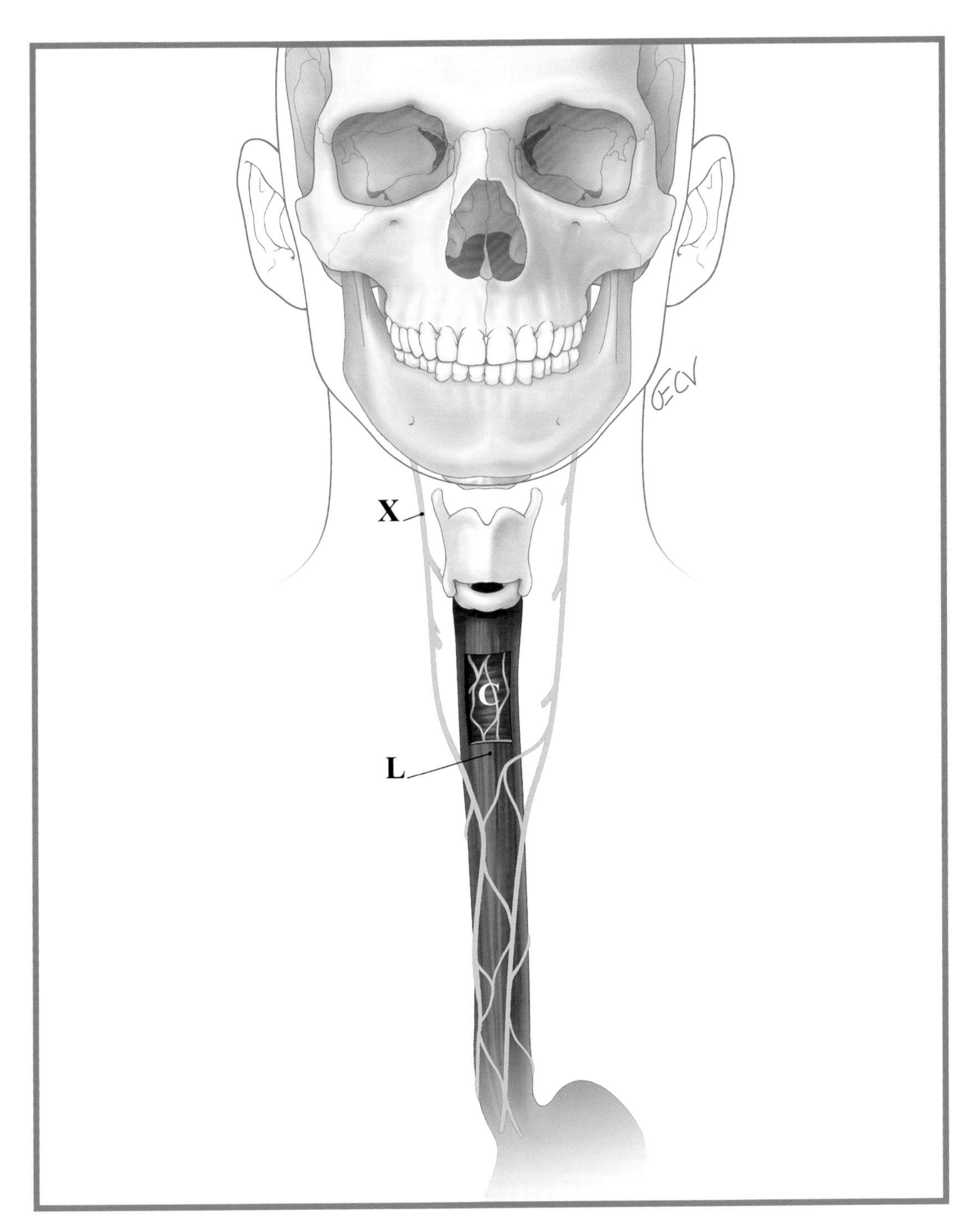

圖 34　**【評估項目 17：食道清除（正面成像）】的相關肌肉與神經支配。**C-食道環走肌（Circular muscles of esophagus）；L-食道縱走肌（Longitudinal muscles of esophagus）。X 為迷走神經。

表 18　支配上呼吸消化道感覺功能的重要腦神經			
腦神經	分支	接收區域	吞嚥功能
V（三叉神經）	上頜支（Maxillary [V_2]）	顎（Palate） 上排牙齒及齒齦（Upper teeth and gums）	觸覺 觸識覺 } 處理食物及形成食團，食團在口腔前方的封阻控制。
	下頜支（Mandibular [V_3]）	前方舌頭（Anterior tongue） 下排牙齒及齒齦（Lower teeth and gums）	觸覺 觸識覺 本體覺 痛覺 溫度 } 處理食物及形成食團，食團在口腔前方的封阻控制。
VII（顏面神經）	鼓索神經（Chorda tympani）	前方舌頭 下頜下腺及舌下腺（Submandibular and sublingual glands）	味覺 產生唾液
IX（舌咽神經）	咽、舌以及扁桃體（Pharyngeal, lingual, and tonsillar）	舌咽弓或咽門弓（Glossopharyngeal [faucial] arches） 後方舌頭（Back of tongue） 腮腺（Parotid gland）	味覺 觸覺 } 咽部期吞嚥啟動，食團在口腔後方的封阻控制。 痛覺 產生唾液
X（迷走神經）	上喉神經喉內支（Superior laryngeal nerve, internal branch）	舌根（Base of tongue） 會厭谿（Valleculae） 會厭軟骨（Epiglottis） 咽壁（Pharyngeal wall） 杓會厭褶（Aryepiglottic folds） 喉室褶（假聲帶）（Ventricular folds） 杓狀軟骨（Arytenoids） 真聲褶（真聲帶）（True vocal folds） 梨狀竇（Pyriform sinuses）	觸覺 ──► 咽部期吞嚥啟動，呼吸道保護及清除。
	喉返神經（Recurrent laryngeal nerve）	聲門下喉部（Subglottal larynx） 氣管（Trachea） 支氣管（Bronchi）	觸覺 ──► 呼吸道清除。

參考文獻與延伸閱讀

Allen JE, White C, Leonard R, Belafsky PC. Comparison of esophageal screen findings on videofluoroscopy with full esophagram results. *Head Neck*. 2012;34(2):264-269.

American Speech Language Hearing Association. Omnibus survey: Caseloads for speech-language pathologists. Rockville, MD: 2000.

Anapol F. Morphological and videofluorographic study of the hyoid apparatus and its function in the rabbit (Oryctolagus cuniculus). *J Morpho*. 1988;195:141-157.

Bisch, EM, Logemann JA, Rademaker AW, Kahrilas PJ, Lazarus CL. Pharyngeal effects of bolus volume, viscosity, and temperature in patients with dysphagia resulting from neurologic impairment and in normal subjects. *J Speech Lang Hear Res*. 1994;37(5):1041-1049.

Bonilha HS, Humphries K, Blair J, Hill EG, McGrattan K, Carnes BN, Huda W, Martin-Harris B. Radiation exposure time during MBSS: Influence of swallowing impairment severity, medical diagnosis, clinician experience, and standardized protocol use. *Dysphagia*. 2013;28(1):77-85.

Bonilha H, Blair J, Carnes B, Huda W, Humphries K, McGrattan K, Michel Y, Martin-Harris B. Preliminary investigation of the effect of pulse rate on judgments of swallowing impairment and treatment recommendations. *Dysphagia*. 2013;28(4):528-538.

Butler SG, Stuart A, Castell D, Russell GB, Koch K, Kemp S. Effects of age, gender, bolus condition, viscosity, and volume on pharyngeal and upper esophageal sphincter pressure and temporal measurements during swallowing. *J Speech Lang Hear Res*. 2009;52(1):240-253.

Brühlmann W. Impairments of swallowing: Diagnosis by cineradiography. *Diseases Abdomen Pelvis*. 2006;Part 1:40-44.

Castell DO. Manometric evaluation of the pharynx. *Dysphagia*. 1993;8(4):337-338.

Castell JA, Dalton CB, Castell DO. Pharyngeal and upper esophageal sphincter manometry in humans. *Am J Physiol*. 1990;258(2 Pt 1):G173-G178.

Castell JA, Castell DO. Modern solid state computerized manometry of the pharyngoesophageal segment. *Dysphagia*. 1993;8(3):270-275.

Cerenko D, McConnel FM, Jackson RT. Quantitative assessment of pharyngeal bolus driving forces. *Otolaryngol Head Neck Surg*. 1989;100(1):57-63.

Chi-Fishman G, Sonies B. Effects of systematic bolus viscosity and volume changes on hyoid movement kinematics. *Dysphagia*. 2002;17(4):278-287.

Cook IJ. Investigative techniques in the assessment of oral-pharyngeal dysphagia. *Dig Dis*. 1998;16(3):125-133.

Cook IJ, Dodds WJ, Dantas RO, et al. Timing of videofluoroscopic, manometric events, and bolus transit during the oral and pharyngeal phases of swallowing. *Dysphagia*. 1989;4:8-15.

Daggett A, Logemann J, Rademaker A, Pauloski B. Laryngeal penetration during deglutition in normal subjects of various ages. *Dysphagia*. 2006;21(4):270-274.

Daniels SK, Schroeder MF, DeGeorge PC, Corey DM, Rosenbek JC. Effects of verbal cue on bolus flow during swallowing. *Am J Speech Lang Pathol*. 2007;16(2):140-147.

DePippo KL, Holas MA, Reding MJ, Mandel FS, Lesser ML. Dysphagia therapy following stroke: A controlled trial. *Neurology*. 1994;44(9):1655-1660.

Dodds WJ, Man KM, Cook IJ, Kahrilas PJ, Stewart ET, Kern MK. Influence of bolus volume on swallow-induced hyoid movement in normal subjects. *Am J Roentgenol*. 1988;150:1307-1309.

Dodds WJ, Taylor AJ, Stewart ET, Kern MK, Logemann JA, Cook IJ. Tipper and dipper types of oral swallows. *Am J Roentgenol*. 1989;153(6):1197-1199.

Dodds WJ, Logemann JA, Stewart ET. Physiology and radiology of normal oral and pharyngeal phases of swallowing. *Am J Roentgenol*. 1990;154:953-963.

Dodds WJ, Stewart ET, Logemann JA. Radiologic assessment of abnormal oral and pharyngeal phases of swallowing. *Am J Roentgenol*. 1990;154:965-974.

Eisbruch A, Lyden T, Bradford CR, Dawson LA, Haxer MJ, Miller AE, Teknos TN, Chepeha DB, Hogiklyan ND, Terrell JE, Wolf GT. Objective assessment of swallowing dysfunction and aspiration after radiation concurrent with chemotherapy for head-and-neck cancer. *Int J Rad Oncol Biol Phys*. 2002;53(1):23-28.

Eisenhuber E, Schima W, Schober E, Pokieser P, Stadler A, Scharitzer M, Oschatz E. Videofluoroscopic assessment of patients with dysphagia: Pharyngeal retention is a predictive factor for aspiration. *Am J Roentgen* 2002;178(2):393-398.

Ekberg O, Sijurjónsson SV. Movement of epiglottis during deglutition. A cineradiographic study. *Gastrointest Radiol*. 1982;7(2):101-107.

Ekberg O, Nylander G. Cineradiography in 45 patients with acute dysphagia. *Abdom Imaging*. 1983;8(1):295-302.

Ekberg O, Nylander G. Double-contrast examination of the pharynx. *Abdom Imaging*. 1985;10(1):263-271.

Ekberg O, Nylander G, Fork F-T, Sjöberg S, Birch-Iensen M, Hillarp B. Interobserver variability in cineradiographic assessment of pharyngeal function during swallow. *Dysphagia*. 1988;3(1):46-48.

Fattori B, Grosso M, Bongioanni P, Nacci A, Cristofani R, AlSharif A, Licitra R, Matteucci F, Rossi B, Rubello D. Assessment of swallowing by oropharyngeal scintigraphy in patients with amyotrophic lateral sclerosis. *Dysphagia*. 2006;21(4):280-286.

Focht, K.L. "Variations in oropharyngeal swallowing physiology and aspiration risk in aging adults" (dissertation). Medical University of South Carolina, Charleston, SC., 2014.

Frowen JJ, Cotton SM, Perry AR. The stability, reliability, and validity of videofluoroscopy measures for patients with head and neck cancer. *Dysphagia*. 2008;23(4):348-363.

Galli J, Valenza V, D'Alatri L, Reale F, Gajate AS, Di Girolamo S, Paludetti G. Postoperative dysphagia versus neurogenic dysphagia: Scintigraphic assessment. *Ann Otol Rhinol Laryngol*. 2003;112(1):20-28.

Green JR, Wang YT. Tongue-surface movement patterns during speech and swallowing. *J Acoust Soc Am*. 2003;113(5):2820-2833.

Groher ME, Crary MA, Carnaby (Mann) G, Vickers Z, Aguilar C. The impact of rheologically controlled materials on the identification of airway compromise on the clinical and videofluoroscopic swallowing examinations. *Dysphagia*. 2006;21(4):218-225.

Gullung J, Hill EG, Castell DO, Martin-Harris B. Oropharyngeal and esophageal swallowing impairment: Association and predictive value of Modified Barium Swallow Impairment Profile™ and combined multichannel intraluminal impedance-esophageal manometry. *Ann Oto Rhinol Laryngol*.

2012;121(11):738-745.
Gumbley F, Huckabee ML, Doeltgen SH, Witte U, Moran C. Effects of bolus volume on pharyngeal contact pressure during normal swallowing. *Dysphagia*. 2008;22(3):280-285.
Halpert RD, Feczko PJ, Spickler EM, Ackerman LV. Radiological assessment of dysphagia with endoscopic correlation. *Radiol*. 1985;157:599-602.
Hannam AG, Stavness I, Lloyd JE, Fels S. A dynamic model of jaw and hyoid biomechanics during chewing. *J Biomech*. 2008;41:1069-1076.
Hind JA, Nicosia MA, Roecker EB, Carnes ML, Robbins JA. Comparison of effortful and noneffortful swallows in healthy middle aged and older adults. *Arch Phys Med Rehabil*. 2001;82(12):1661-1665.
Hind JA, Gensler G, Brandt DK, Miller Gardner PJ, et al. Comparison of trained clinician ratings with expert ratings of aspiration on videofluoroscopic images from a randomized clinical trial. *Dysphagia*. 2009;24(2):211-217.
Huda W. What ER radiologists need to know about radiation risks. *Emergency Radiology*. 2009;16(5):335-341.
Jacob P, Kahrilas PJ, Logemann JA, Shav V, Ha T. Upper esophageal sphincter opening and modulation during swallowing. *Gastroenterol*. 1989;97(6):1469-1478.
Johnsson F, Shaw D, Gabb M, Dent J, Cook I. Influence of gravity and body position on normal oropharyngeal swallowing. *Am J Phys*. 1995;269(5 Pt 1):G653-G658.
Kaatzke-McDonald MN, Post E, Davis PJ. The effects of cold, touch, and chemical stimulation of the anterior faucial pillar on human swallowing. *Dysphagia*. 1996;11(3):198-206.
Kahrilas PJ, Logemann JA, Lin S, Ergun GA. Pharyngeal clearance during swallowing: A combined manometric and videofluoroscopic study. *Gastroenterology*. 1992;103(1):128-136.
Kahrilas PJ, Lin S, Logemann JA, Ergun GA, Facchini F. Deglutitive tongue action: Volume accommodation and bolus propulsion. *Gastroenterology*. 1993;104(1):152-162.
Kahrilas PJ, Lin, Rademaker AW, Logemann JA. Impaired deglutitive airway protection: A videofluoroscopic analysis of severity and mechanism. *Gastroenterology*. 1997;113(5):1457-1464.
Kelly AM, Drinnan MJ, Leslie P. Assessing penetration and aspiration: How do videofluoroscopy and fiberoptic endoscopic evaluation of swallowing compare? *Laryngoscope*. 2007;117(10):1723-1727.
Kendall KA, McKenzie S, Leonard RJ, Goncalves MI, Walker A. Timing of events in normal swallowing: A videofluoroscopic study. *Dysphagia*. 2000;15:74-83.
Kendall KA, Leonard RJ, McKenzie SW. Sequence variability during hypopharyngeal bolus transit. *Dysphagia*. 2003;18(2):85-91.
Kim Y, McCullough GH, Asp CW. Temporal measurements of pharyngeal swallowing in normal populations. *Dysphagia*. 2005;20(4):290-296.
Kim Y, McCullough GH. Maximum displacement in normal swallowing. *Dysphagia*. 2008;23(3):274-279.
Lazarus C, Logeman JA, Pauloski BR, et al. Effects of radiotherapy with or without chemotherapy on tongue strength and swallowing in patients with oral cancer. *Head Neck*. 2007;29(7):632-637.
Leonard R, Kendall KA, McKenzie S. Structural displacements affecting pharyngeal constriction in nondysphagic elderly and nonelderly adults. *Dysphagia*. 2004;19(2):133-141.
Loeb M, McGreer A, McArthur M, et al. Risk factors for pneumonia and other lower respiratory tract infections in elderly residents of long-term care facilities. *Arch Intern Med*. 1999;159:2058-2064.
Logemann JA, Kahrilas PJ, Cheng J, Pauloski BR, Gibbons PJ, Rademaker AW, Lin S. Closure

mechanisms of laryngeal vestibule during swallow. *Am J Physiol.* 1992;262(2 Pt 1):G338-G344.

Logemann JA, Pauloski BR, Rademaker AW, Colangelo LA, Kahrilas PJ, Smith CH. Temporal and biomechanical characteristics of oropharyngeal swallow in younger and older men. *J Speech Lang Hear Res.* 2000;43(5):1264-1274.

Logemann JA, Pauloski BR, Rademaker AW, Kahrilas PJ. Oropharyngeal swallow in younger and older women: Videofluoroscopic analysis. *J Speech Lang Hear Res.* 2002;45:434-445.

Logemann JA, Williams RB, Rademaker A, Pauloski BR, Lazarus C, Cook I. The relationship between observations and measures of oral and pharyngeal residue from videofluorography and scintigraphy. *Dysphagia*. 2005;20:226-231.

Marik PE, Kaplan D. Aspiration pneumonia and dysphagia in the elderly. *Chest*. 2003;124:328-336.

Martin BJW. *The influence of deglutition on respiration.* Unpublished doctoral dissertation. Northwestern University, Evanston, IL;1991.

Martin BJW, Logemann JA, Shaker R, Dodds W. Normal laryngeal valving patterns during three breath hold maneuvers: A pilot investigation. *Dysphagia*. 1993;8(1):11-20.

Martin BJ, Corlew MM, Wood H, et al. The association of swallowing dysfunction and aspiration pneumonia. *Dysphagia.* 1994;9:1-6.

Martin-Harris B. Do we have valid and reliable means of quantifying severity of oropharyngeal dysphagia? Moving toward standardization. *Persp Swallow Swallow Dis (Dysphagia)*. 2007;16(1):20-24.

Martin-Harris B, McMahon S, Haynes R. Aspiration and dysphagia: Pathophysiology and outcome. *Phonoscope*. 1998;2:125-132.

Martin-Harris B, Logemann J, McMahon S, Schleicher MA, Sandidge J. Clinical utility of the modified barium swallow. *Dysphagia*. 2000;15(3):136-141.

Martin-Harris B, Brodsky MB, Price CC, Michel Y, Walters B. Temporal coordination of laryngeal dynamics and breathing during swallowing: Single liquid swallows. *J Appl Physiol*. 2003;94:1735-1743.

Martin-Harris B, Michel Y, Castell D. Physiologic model of oropharyngeal swallowing revisited. *Otolaryngol Head Neck Surg*. 2005;133:234-240.

Martin-Harris B, Brodsky MB, Michel Y, Ford CL, Walters B, Heffner J. Breathing and swallowing dynamics across the adult lifespan. *Arch Otolaryngol Head Neck Surg.* 2005;131:762-770.

Martin-Harris B, Brodsky MB, Michel Y, Lee F-S, Walters B. Delayed initiation of the pharyngeal swallow: Normal variability in adult swallows. *J Speech Lang Hear Res.* 2007;50(3):585-594.

Martin-Harris B, Brodsky M, Michel Y, Castell D, Schleicher M, Sandidge J, Maxwell R, Blair J. MBS measurement tool of swallow impairment – MBSImP: Establishing a standard. *Dysphagia*. 2008;23(4):392-405.

Martin-Harris B, Jones B. The videofluorographic swallowing study. *Phys Med Rehabil Clin N Am*. 2008;19(4):769-785.

Massey BT. The use of intraluminal manometry to assess upper esophageal sphincter function. *Dysphagia*. 1993;8(4):339-344.

Matthew OP, Abu-Osba YK, Thach BT. Genioglossus muscle responses to upper airway pressure changes: Afferent pathways. *J Appl Physiol.* 1982;52(2):445-450.

McConnel FMS, Cerenko D, Hersch T, Weil LJ. Evaluation of pharyngeal dysphagia with manofluorography. *Dysphagia*. 1988;2(4):187-195.

McConnel FM, Guffin TN Jr, Cerenko D, KO AS. The effects of bolus flow on vertical pharyngeal pressure measurement in the pharyngoesophageal segment: Clinical significance. *Otolaryngol Head Neck Surg*. 1992;106(2):169-174.

McConnel FMS, Cerenko D, Mendelsohn MS. Manuflourographic analysis of swallowing. *Otolaryngol Clin N Am*. 1988;21:625-637.

McCullough GH, Wertz RT, Rosenbek JC, Mills RH, Ross KB, Ashford JR. Inter- and intrajudge reliability of a clinical examination of swallowing in adults. *Dysphagia*. 2000;15(2):58-67.

McLean D, Richard S, Collins L, Varas J. Thyroid dose measurements for staff involved in modified barium swallow exams. *Health Phys*. 2006;90(1):38-41.

Mettler FA, Bhargavan, M, Thomasden BR, Gilley DB, Lipoti JA, et al. Nuclear medicine exposure in the United States, 2005-2007: Preliminary results. *Sem Nuclear Med*. 2008;38(5):384-391.

Mettler FA, Bhargavan, M, Faulkner K, Gilley DB, Gray JE, et al. Radiologic and nuclear medicine studies in the United States and worldwide: Frequency, radiation dose, and comparison with other radiation sources-1950-2007. *Radiology*. 2009;253:520-531.

Miller LS, Dai Q, Sweitzer BA, Thangada V, Kim JK, Thomas B, Parkman H, Soliman AM. Evaluation of the upper esophageal sphincter (UES) using simultaneous high-resolution endoluminal sonography (HRES) and manometry. *Dig Diseases Sci*. 2004;49(5):703-709.

Molfenter SM, Steele CM. Physiological variability in the deglutition literature: Hyoid and laryngeal kinematics. *Dysphagia*. 2011;26(1):67-74.

Moro L, Cazzani C. Dynamic swallowing study and radiation dose to patients. *La Radiologia Medica*. 2006;111(1):123-129.

National Council on Radiation Protection & Measurements. Report No. 100-Exposure of the U.S. population from diagnostic medical radiation. Bethesda, MD;1988.

O'Donoghue S, Bagnall A. Videofluoroscopic evaluation in the assessment of swallowing disorders in paediatric and adult populations. *Folia Phoniatr Logogop*. 1999;51:158-171.

Olsson R, Nilsson H, Ekberg O. Simultaneous videoradiography and computerized pharyngeal manometry-videomanometry. *Acta Radiologica*. 1994;35(1):30-34.

Olsson R, Castell JA, Castell DO, Ekberg O. Solid-state computerized manometry improves diagnostic yield in pharyngeal dysphagia: Simultaneous videoradiography and manometry in dysphagia patients with normal barium swallows. *Abnormal Imaging*. 1995;20(3):230-235.

Pearson WG, Hindson DF, Langmore SE, Zumwalt AC. Evaluating swallowing muscles essential for hyolaryngeal elevation by using muscle functional magnetic resonance imaging. *IJROBP*. 2013;85:735-740.

Pearson WG, Langmore SE, Zumwalt AC. Evaluating the structural properties of suprahyoid muscles and their potential for moving the hyoid. *Dysphagia*. 2011;26(4):345-351.

Pearson WG, Langmore SE, Yu LB, Zumwalt AC. Structural analysis of muscles elevating the hyolaryngeal complex. *Dysphagia*. 2012;27(4):445-451.

Périé S, Laccourreye L, Flahault A, Hazebroucq V, Chaussade S, St. Guily JL. Role of videoendoscopy in assessment of pharyngeal dysfunction in oropharyngeal dysphagia: Comparison with videofluoroscopy and manometry. *Laryngoscope*. 1998;108(11):1712-1716.

Perlman AL, Schultz JG, VanDaele DJ. Effects of age, gender, bolus volume, and bolus viscosity on oropharyngeal pressure during swallowing. *J Appl Phsyiol*. 1993;75:33-37.

Perlman AL, Palmer PM, McCulloch TM, Van Daele DJ. Electromyographic activity from human laryngeal, pharyngeal, and submental muscles during swallowing. *J Appl Phys.* 1999;86(5):1663-1669.

Perlman AL, VanDaele DJ, Otterbacher MS. Quantitative assessment of hyoid bone displacement from video images during swallowing. *J Speech Lang Hear Res.* 1995;38(3):579-585.

Pouderoux P, Kahrilas PJ. Deglutitive tongue force modulation by volition, volume, and viscocity in humans. *Gastroenterol.* 1995;108(5):1418-1426.

Rademaker AW, Pauloski BR, Colangelo LA, Logemann JA. Age and volume effects on liquid swallowing function in normal women. *J Speech Lang Hear Res.* 1998;41:275-284.

Reddy NP, Canilang EP, Grotz RC, Rane MB, Casterline J, Costarella BR. Biomechanical quantification for assessment and diagnosis of dysphagia. *IEEE Eng Med Biol Mag.* 1988;7(3):16-20.

Robbins J, Coyle J, Rosenbek J, Roecker E, Wood, J. Differentiation of normal and abnormal airway protection during swallowing using the penetration-aspiration scale. *Dysphagia*. 1999;14(4):228-232.

Robbins J, Hamilton JW, Lof GL, Kempster GB. Oropharyngeal swallowing in normal adults of different ages. *Gastroenterol*. 1992;103:823-829.

Rosenbek JC, Robbins J, Roecker EV, Coyle JL, Woods JL. A penetration-aspiration scale. *Dysphagia*.1996;11:93-98.

Sia I, Carvajal P, Carnaby-Mann GD, Crary MA. Measurement of hyoid and laryngeal displacement in videofluoroscopic swallowing studies: Variability, reliability, and measurement error. *Dysphagia*. 2012;27(2):192-197.

Singh V, Berry S, Brockbank MJ, Frost RA, Tyler SE, Owens D. Investigation of aspiration: Milk nasendoscopy versus videofluoroscopy. *European Arch Oto-Rhino-Laryngol.* 2009;266(4):543-545.

Staff DM, Shaker R. Videoendoscopic evaluation of supraesophageal dysphagia. *Curr Gastroenterol Rep.* 2001;3(3):200-205.

Stroudley J, Walsh M. Radiological assessment of dysphagia in Parkinson's disease. *British J Radiol.* 1991;64:890-893.

Wheeler, KM, Chiara T, Sapienza CM. Surface electromyographic activity of the submental muscles during swallow and expiratory pressure threshold training tasks. *Dysphagia*. 2007;22:108-116.

Wilson RD, Howe EC. A cost-effectiveness analysis of screening methods for dysphagia after stroke. *Phys Med Rehabi*l. 2012;4:273-282.

Vandaele DJ, Perlman AL, Cassell MD. Intrinsic fibre architecture and attachments of the human epiglottis and their contributions to the mechanism of deglutition. *J Anat.* 1995;186:1-15.

Zhang S, Olthoff A, Frahm J. Real-time magnetic resonance imaging of normal swallowing. *JMRI.* 2012; 35:1372-9.

國家圖書館出版品預行編目（CIP）資料

吞嚥生理標準化訓練：改良式鋇劑吞嚥障礙量表（MBSImP™）實證評估方法 / Bonnie Martin-Harris 著；許原豪等譯. -- 初版. -- 新北市：心理, 2020.06
面；　公分. --（溝通障礙系列；65040）
ISBN 978-986-191-910-2（平裝）

1. 吞嚥困難　2. 人體生理學

415.51　　109007598

溝通障礙系列 65040

吞嚥生理標準化訓練：
改良式鋇劑吞嚥障礙量表（MBSImP™）實證評估方法

作　　者：Bonnie Martin-Harris, Ph.D., CCC-SLP, BCS-S, ASHA Honors
譯　　者：許原豪、林婉臻、許家寧、黃玟萍、顏莉霓、蘇燕玲
執行編輯：陳文玲
總 編 輯：林敬堯
發 行 人：洪有義
出 版 者：心理出版社股份有限公司
地　　址：231026 新北市新店區光明街 288 號 7 樓
電　　話：(02) 29150566
傳　　真：(02) 29152928
郵撥帳號：19293172 心理出版社股份有限公司
網　　址：https://www.psy.com.tw
電子信箱：psychoco@ms15.hinet.net
排 版 者：龍虎電腦排版股份有限公司
印 刷 者：龍虎電腦排版股份有限公司
初版一刷：2020 年 6 月
初版二刷：2021 年 2 月
I S B N：978-986-191-910-2
定　　價：新台幣 350 元